KB052399

알렉산더
테크닉,
내 몸의 사용법

꜒

THE USE OF THE SELF:
Its Conscious Direction in Relation to Diagnosis
Functioning and the Control of Reaction
by F. Matthias Alexander

Introduction by Wilfred Barlow

First published by Gollancz, London.

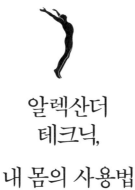

알렉산더
테크닉,
내 몸의 사용법

Alexander Technique
THE USE OF THE SELF

프레더릭 알렉산더

이문영 옮김
AT 포스쳐 앤 무브먼트 연구소 감수

판미동

감수자의 글

김수연(AT 포스쳐 앤 무브먼트 연구소 소장)

김경희(한국 알렉산더 테크닉 국제학교 디렉터)

알렉산더 테크닉은 의식을 통해 몸과 마음의 변화를 이끌어내는 소마틱스(Somatics) 영역의 대표적인 메소드 중 하나다. 많은 분들이 처음엔 바른 자세를 만드는 자세 교정의 방법으로 시작하지만 이 작업을 경험할수록 심신을 아우르는 넓이와 깊이에 놀라워한다. 알렉산더 테크닉으로 얻을 수 있는 것은 셀 수 없이 많다. 그중 이 작업의 진정한 가치는 우리가 일상으로 가져와 매 순간 내몸과 마음에 사용할 수 있다는 데 있다. 교실 안에서만 존재하고 일상에서는 적용하기 어려운 방법들과 달리, 이것은 레슨을 마치고 교실을 나오는 그 순간부터 시작된다. 게다가 몸만이 아닌 마음

4

의 사용까지도 포함한다. 그래서 알렉산더 테크닉을 창시한 프레더릭 알렉산더는 이를 'The use of the body'라고 이름하지 않고 'The use of the self'라고 이름했다. 'self', 즉 이것은 몸만이 아닌 몸과 마음 모두를 포함한 '자신'을 어떻게 사용해야 하는가에 대한 작업이다.

알렉산더 테크닉은 호주 출신의 연극배우인 프레더릭 알렉산더가 창안했다. 허약하게 태어난 알렉산더는 어릴 때부터 늘 호흡계에 문제를 가지고 있었는데, 연극배우로서 명성을 쌓아 갈 무렵 생각지 못한 어려움을 만난다. 연극 대사를 하면서 목이 쉬는 증상이 시간이 지날수록 점점 심해져 목소리가 아예 나오지 않게 된 것이다. 한번은 연극 초반에 잘 나오던 목소리가 후반에 들어서는 아예 나오지 않게 된 적도 있었는데, 이러한 증상은 비평가가 방문하는 긴장된 조건에서 더욱 심해졌다.

의사들로부터 마땅한 해결책을 찾지 못한 그는 연극 공연 중에 자신이 한 그 무언가로 인해 목소리가 나오지 않게 되었다는 자각을 하고, 스스로 이 문제를 해결하겠다고 결심한다. 자신의 방에 삼면거울을 놓고 관찰과 실험을 반복하는 자기 탐구의 여정을 시작한 것이다. 그로부터 9년간의 시행착오 끝에 찾은 것이 인류를 괴롭히는 잘못된 습관에서 벗어나 몸을 가장 효율적으로 사용할 수 있는 방법, 즉 '알렉산더 테크닉'이다.

알렉산더 테크닉은 지난 130여 년 동안 서양의 바디-마인드 영역에 지대한 영향을 끼쳤다. 또한 호흡, 발성, 자세, 움직임에 있어서 사상가, 연주자, 연기자, 무용가, 성악가 등에게 자신의 역량을 최대한 발휘할 수 있도록 도움을 주어 왔다. 이에 예일대, 줄리아드 음대, 영국왕립음대, 런던드라마스쿨 등에 정규 교육 과정으로 채택되어 서구에서는 널리 알려졌으나 안타깝게도 국내에서는 그 이름마저도 생소하다. 이 책은 국내에 처음 소개되는, 알렉산더 테크닉의 창시자 알렉산더 본인이 직접 저술한 작품이다. 여기에는 어떻게 이 방법을 발견하고 적용했는지 그의 생생한 체험담이 담겨 있을 뿐 아니라 이 테크닉의 정수가 보물 상자처럼 곳곳에 숨겨져 있다.

하지만 알렉산더 테크닉을 처음 접하는 분들에게는 이 책이 어렵고 모호하게 느껴질 수 있다. 당시에도 글로써 알렉산더 테크닉을 알리는 데 한계가 있었던 것처럼 지금도 역시 책을 읽는 것만으로 알렉산더 테크닉을 자신의 것으로 만들기는 쉽지 않다. 그래서 알렉산더 사후에 이 테크닉이 사라질 것을 걱정하는 지지자들의 후원으로 알렉산더 테크닉 교사 과정이 생기게 되었다. 현재 전 세계 알렉산더 테크닉 교사 과정에 많은 예비교사들이 3년 1600시간의 교육 과정을 통해 알렉산더의 발견을 체화하고 있다. 창시자가 제안하는 방법이나 원리를 생각의 차원에서 이해하고 습득하는 것은 여전히 어렵기 때문에 이 책은 알렉산더 테크닉을 경험적으로 접한 분들에게는 많은 깨달음을 줄 수 있지만, 처음 접하는 분들에게는 실제 체험이 필요할 수 있다. 그때나 지금이나 제대로 훈련받은 교사의 손을 통해 알렉산더 테크닉을 만나는 것이 이를 배우는 가장 좋은 방법이다.

AT 포스쳐 앤 무브먼트 연구소는 이 책의 국내 첫 출판에 감수로 함께할 수 있는 것에 감사드리며 알렉산더 테크닉이 창시자의 언어로 제대로 잘 전달되어 많은 분들이 몸과 마음의 변화를 경험하실 수 있기를 기대한다. 이 책을 읽고 알렉산더 테크닉을 직접 경험하고 싶으신 분들을 환영한다. 다양한 체험의 기회가 준비되어 있다.

차례

알렉산더 테크닉의
핵심 용어

- **함(doing)** 하는 것 자체를 의미하는 것이 아니라 목적과 욕구에 의해 불필요한 긴장과 애씀이 동반된 '행위'를 의미. 이 책에서는 문맥에 따라 '함' '하다' '애써서 하다' 등 다양한 표현으로 혼용했다.

- **하지 않음(non-doing)** 아무 것도 하지 않는 것을 의미하는 것이 아니라 긴장과 애씀이 동반된 '함(doing)'을 하지 않는 것을 의미. 이를 통해 불필요한 긴장, 노력에서 벗어날 수 있다.

- **디렉션(direction)** '인지적 메시지+공간적 방향성'을 동시에 가지는 언어 정보로서, 무의식적인 습관적 행동이 몸감각적으로 수정되어 본래의 올바른 몸의 상태를 되찾게 해 주는 의식적인 생각.

- **진행과정(means-whereby)** 디렉션(direction)과 자제(inhibition)의 원리가 적용된 몸의 사용 상태로, 스스로의 행동을 결과가 아닌 과정 중의 순간순간을 의식적으로 인지하고 있는 상태.

- **중추조절(primary control)** 머리, 목과 다른 신체 부분들이 맺은 역동적인 관계. 특히 목, 머리, 척추의 관계가 올바르게 되면 효율적인 협응 동작이 가능해지며, 전반적인 인체 기능이 향상됨.

- **핸즈온(hands-on)** 알렉산더 테크닉 교사가 자신의 손을 학생의 몸에 접촉해서 올바른 고유수용감각적 경험을 제공함으로써, 의식적이며

조화로운 디렉션이 몸 전체에 이루어져 중추조절이 일어나도록 하는
알렉산더 테크닉만의 손을 사용한 교수법.

- **목적 지향(end-gaining)** 진행과정에 상반된 개념으로 목표를 이루어
가는 과정에 대한 의식 없이 오로지 목적에만 집중하는 행동 방식.

- **자제(inhibition)** 신경학적 수준에서 자제는 신경세포의 활동 전위
를 일어나게 하기 위해 반대적으로 활동 전위를 억제한다는 의미로
쓰인다. 그러나 알렉산더 테크닉 관점에서는 의식적 자제(conscious
inhibition), 즉 일정한 자극에 대한 습관적 반응, 불필요한 행동 등을
하지 않거나 시작했다 하더라도 멈출 수 있는 몸과 마음의 사용 기술
을 의미한다.

- **사용(use)** 무의식적으로 하는 몸의 활동이 아닌 의식적 사고하에 이
루어지는 모든 몸과 마음의 행동.

- **자기(self)** 전인적인 인간, 즉 육체적 측면뿐 아니라 인지, 정신, 감정
및 영적인 측면을 아우르는 총체적 인간의 개념.

- **습관적 사용(habitual use)** 잘못된 사용(mis-use)과 유사한 개념으로
무의식적인 상태에서 반사적으로 행하는 패턴화되고 비효율적이며 조
화롭지 못한 몸과 마음의 행동.

- **감각인식(sensory appreciation)** 외재적 감각 정보(시각, 청각, 후각, 미
각, 촉각)와 내재적 감각 정보(몸감각, 고유수용감각) 모두를 감지하고,
해석할 수 있는 인간의 고유한 인식 활동.

1985년판 머리말

윌프레드 발로우(류머티즘 전문의)

1932년『알렉산더 테크닉, 내 몸의 사용법(원제 The Use of the Self)』이 처음 출간되었을 때《영국의학저널(British Medical Journal)》은 이 책을 과학 관찰 분야의 고전이라고 칭했다. 그리고 1985년 재발간되었을 때 이 책은 다른 종류의 고전, 그야말로 사라지지 않을 몇 안 되는 책 중 하나가 되어 있었다.

이 책은 문학의 고전이 아니다. 알렉산더는 산문체를 쉽게 쓰지 못했다. 내용을 계속 추가해 점점 더 길고 무게 있는 문장을 만들려고 애쓰는 그를 나를 비롯해 많은 사람이 곁에서 지켜보았다. 이 책이 고전이 될 수 있었던 건 50년 전에도 그랬듯이 그 소설 같은

12

내용 때문이다.

알렉산더는 '알렉산더 원리(The Alexander Principle)'가 전 세계에서 인정받기 약 20년 전인 1955년 세상을 떠났다. 물론 생전에 여러 형태로 인정을 받았다. 일례로 존 듀이의 글들이 있다. 존 듀이는 알렉산더의 여러 저서에 경탄에 찬 머리말들을 씀으로써, 공정하고 정확하게 그의 작업을 수기 요법이나 이완 요법보다 우월한 위치에 올려놓았다. 사실 많은 사람이 그를 다른 치료사들과 같은 부류로 취급하고 있었는데도 말이다.

알렉산더 테크닉은 본질적으로 철학적인 성격을 지닌 탓에 처음에는 쉽사리 인정받지 못했다. 이 책의 초판에 실린 로우의 만화에는, 책에 둘러싸여 거울을 통해 자신을 바라보는 교수의 모습과 "그를 어리둥절하게 만드는 작은 물체는 그 자신이다."라는 문구가 담겨 있다. 그때나 지금이나 알렉산더 테크닉은 매 순간 우리 자신의 몸과 마음을 즉각적으로 인식하는 방법과 관련되어 있는 것이다.

이 책에서 우리는 매우 특별한 종류의 자기 관찰뿐만 아니라, 우리의 예상에 기꺼이 의문을 제기하며 어제 옳다고 느꼈던 것이 오늘은 옳지 않을 수도 있다는 사실을 깨우치려는 의지도 함께 발견한다. 니콜라스 틴베르헌은 1973년 노벨 생리의학상 수상 연설에서 관찰, 즉 '주시하기와 궁금해하기(watching and wondering)'의 중요성을 강조했다. 그는 연설의 절반을 알렉산더가 인간을 관찰한 이야기에 할애했다.

"…… 이 기본적이고 과학적인 방식은 여전히 장비의 매력에 눈이 먼 사람들에게 경시당하는 경우가 너무 많습니다. 몸과 마음이 통합된 전체로서의 몸에 조금 더 주의를 기울인다면 의학 연구 분야는 상당히 확장될 것입니다."

알렉산더가 무엇을 관찰했으며, 그 관찰 방식은 어떤 면에서 새로운 것일까? 무엇보다도 그는 머리/목 부위의 사용이 심리적·신체적 기능에서 가장 중요하다는 점을 발견했다. 이 책의 1장에는 그가 힘들게 자신을 관찰하는 과정이 상세히 소개된다. 그가 오래 살았던 시드니의 뉴 사우스 웨일즈 대학에서 최근 심포지엄이 열릴 만큼 알렉산더의 관찰은 여전히 지지를 받고 있다. 이 심포지엄에 참석한 전 세계의 과학자들은, 머리/목 부위를 의식하는 알렉산더의 작업이 어떻게 '자기 수용 감각, 자세, 감정'(심포지엄 제목 — 옮긴이)에 관한 최신 연구 결과들을 100년 가까이 앞설 수 있었는지 토론했다.

알렉산더는 우리가 어떻게 인체를 잘못 사용하는지 자세하게 설명했을 뿐 아니라, 더 나아가 잘못된 습관을 극도로 섬세하게 교정할 수 있는 방식까지 창안했다. 인체에 지시를 내리는 알렉산더의 방식을 점점 많은 사람이 실제로 적용하게 되면서 그 중요성은 점점 더 커질 것이다.

시냇물 같았던 알렉산더 테크닉에 대한 관심은 이제 급류가 되었다. 그 이유는 이 테크닉이 효과가 있기 때문이며, 결국 이 분야에서 지금껏 어지럽게 쌓아 올린 쓰레기들을 깨끗이 쓸어버릴 것이기 때문이다. 우리는 이 책의 밑바탕에 깔린 용기, 통찰력, 인내심에 경탄하지 않을 수 없다.

1931년판 서문

F. M. 알렉산더

최근 책을 출간한 후, 의학계와 교육계 종사자들이 서면으로
내 기법의 가치와 관점을 인정해 준 덕분에 나는 큰 힘을 얻었다.
이 책의 주제 선정을 마무리할 즈음, 영국 왕립 외과학회 학사원
인 J. E. R. 맥도나로부터 그가 집필한 『질병의 본질(The Nature of
Disease)』 제3권을 받았다. 거기서 그는 '잘못된 인체협응과 질병'이
라는 제목의 1장 전부를 할애하여 나의 작업에 대해서 논평했다.
그중 도입부가 특히 독자들의 흥미를 끌 듯하다.

『질병의 본질』 2부 후기에서 필자는 개인의 의식적인 조절을 중시한 알 16

렉산더의 작업을 의학과 상호 연결시키고자 하는 의도를 밝혔다. 그 이유는 필자가 알렉산더 선생을 만나 그의 기법을 본 후, 인체의 잘못된 사용이 질병을 일으키는 데 중요한 역할을 한다는 점을 분명히 인식했기 때문이다. 바야흐로 때는 왔으나 그 기법이 쉽게 받아들여지리라고 예상하지는 않는다. 알렉산더의 관점이 하나의 질병만 보는 필자의 관점보다 더 근본적일 수 있지만, 글로는 이 기법의 개념 전체를 전달하거나 만족스럽게 설명할 수 없을 뿐더러, 어떤 주제와 의학을 상호 연결시키기 위해서는 서로 연관 짓는 것이 아닌 구별하는 데서 오는 기본적인 오류를 피할 수 없기 때문이다.

이 책 부록에 수록한 공개서한에서 볼 수 있듯이 다른 의학계 인사들도 나를 지지한다. 나 또한 이 책의 5장에서 내가 옹호하는 원리와 절차를 의학적으로 훈련함으로써 의학 진단이 좀 더 완전해질 수 있음을 설명했다.

나의 친구이자 학생 중 하나가 이 책의 1장을 읽고, 독자들이 책에 언급된 심각한 문제에만 내 기법이 유용한 것으로 오해할 수 있다는 이야기를 해 주었다. 하지만 이는 사실이 아니다. 심각한 문제가 없는 학생들도 나를 자주 찾아온다. 건강이나 다른 재능을 타고난 사람도 일상에서 자신의 신체를 사용할 때 의식적으로

디렉션(direction)을 주고 조절하는 방법을 배운다면 더 유익할 거라고 믿고 있기 때문이다. 그리고 실제로도 그 믿음은 옳다고 입증되었다.

이전에 출간한 내 책들을 읽은 독자들이 아이들 교육에 많은 관심을 보였기에, 이 책에는 특별히 어린이 교육에 관한 내용을 실었다. 이와 관련해 '어린이 학교(little school)'의 어린이와 청소년들이 받는 혜택을 설명했다. 이 학교의 학생들은 무언가를 '하고(doing)' 읽고 쓸 때 몸에 디렉션을 줌으로써 자신을 더 잘 사용하는 기법을 배우고 연습한다.

또한 기쁘게도 올해 3월 알렉산더 테크닉 교사 양성 과정이 처음으로 개설되었다. 이 기회에 최근《여성의 고용(Women's Employment)》1931년 6월호에 '새로운 직업'이라는 제목으로 기사를 쓴 왕립외과의협회 학사원 러그-구운에게 감사를 전하고 싶다. 그 기사에서 구운은 이 일을 직업으로 택하는 젊은이들이 얻는 장점을 강조하는 한편, 어린이 학교에서 이루어지는 교육 내용을 소개했다. 이 기사가 나간 후 독자의 질문이 빗발치는 통에, '미래의 수강생들에게 보내는 공개서한'을 부록으로 포함하고, 모든 과목에서 이 테크닉의 원리와 고유의 방식을 훈련시키는 어린이 학교의 교육 내용을 특별히 소개하기로 했다.

1장에 실린 내가 경험한 일련의 실험 결과들은 인체 기관을 사용할 때 의식적으로 디렉션하는 방법을 습득하는 과정을 보여 준다. 이는 아직까지 '알려지지 않은 나라'를 공개하는 것과 같다. 이 나라에서는 인간 잠재력의 개발 가능성이 실로 무한대이며, 누구라도 시간을 내서 의식적으로 디렉션 주는 방법을 열심히 연습한다면, 이를 실험해 볼 수 있을 것이다.

이 책에 담긴 '자기 사용(the use of the self)'의 지식이 충분하지 않다 하더라도, 생물학, 천문학, 물리학, 철학, 심리학 분야의 연구자들은 몇 가지 추론을 이끌 전제가 될 새로운 재료인 경험의 영역이 그동안 간과되었음을 충분히 깨달을 수 있을 것이다.

결국, 연구자들 모두 '자기(the self)'라는 도구를 통해 스스로를 표현해야 한다. 자신의 심리와 육체를 직접적이고 의식적으로 사용하는 지식은 연구자들에게 합당한 시작점이 될 것이다. 이러한 방법이 지금껏 해 왔던 어떤 방식보다도 몇몇 연구의 결과를 한층 통합하고 확대할 수 있을 거라고 확신한다.

이 기회를 빌어 귀중한 지지와 함께 자신의 저서인 『경험과 자연(Experience and Nature)』에 수록한 글을 인용하도록 허락해 준 존 듀이 교수에게 감사를 전한다. 또 원고를 읽고 소중한 지적과 제안을 준 피터 맥도널드 박사, 책을 기획한 에설 웹 양과 아이린 태스커 양에게도 감사한다. 웹 양과 태스커 양이 귀중한 도움을 지속적으로 주지 않았다면, 이 책의 출간은 늦어졌을 것이다. 더 나아가 주의 깊게 원고를 수정한 메리 올코트 양과 에디스 로슨 양, 마무리 타자 원고 작업을 한 에블린 글로버 양, 색인 작업을 해 준 나의 두 학생 조지 트레벨리언과 거니 매킨스에게 감사한다. 덧붙여, '과학과 종교' 강연 내용을 인용하도록 허락한 아서 에딩턴 경과, 성 앤드류스 재단에서 한 연설문을 인용하도록 허락한 A. 머독 박사, 그리고 기사 '실수를 두려워하는 사람'을 인용하도록 허락한 에드워드 홀더니스 경에게도 감사를 드린다.

1931년 7월 24일

1941년 개정판 서문

F. M. 알렉산더

책의 개정판을 출간하면서, 이 테크닉을 독학하며 어려움을 토로했던 독자들의 편지에 답하고 이를 정리해 보려 한다. 대부분의 독자들은 이 테크닉을 어떻게 적용해야 할지 몰라 어려워한다. 때로는 나를 심하게 질타하는 편지들도 있었는데, 책을 보고 혼자 배울 수 없다는 이유에서였다. 하지만 그런 독자들 중에는 자동차, 골프, 스키뿐 아니라 지리학, 역사, 연산과 같이 비교적 단순한 과목에서조차도, 교재가 분명히 있는데도 불구하고 교사의 도움 없이는 숙달하지 못하는 사람이 많다는 점을 잘 헤아려야 한다.

따라서 이 테크닉의 적용법을 배우기가 힘들다고 놀라서는 안

된다. 특히 자신을 사용하는 방식을 바꾸고 개선하려는 과정에서는 지금껏 경험하지 못한 것과 마주칠 수밖에 없다. 필요한 과정을 수행하려면 처음에는 '옳지 않게 느껴지는' 새롭고 생경한 방식이 요구되기 때문이다. 따라서 자기를 사용하는 방식을 바꾸고 개선하는 이 테크닉을 적용할 때, '옳다고 느껴지지만' 분명 우리를 오류로 인도하는, 이전의 습관적 '함(doing)'이 주는 익숙한 '느낌'에 계속 의존하는 것이 바로 실패의 원인이다.

혼자 배우기 어렵다고 불평하는 사람들은 이 점을 간과하여 자신의 실패에 책임을 느끼지 않는 게 아닐까? 그들에게 도움을 주기 위해 나는 무언가를 읽고 쓸 때 주의해야 할 점을 덧붙여 말하고 싶다. 내가 보기엔 이해하기 어렵다고 호소하는 사람들은 주제를 주의 깊고 면밀하게 연구하기보다는 빠르게 읽은 뒤에 내게 편지를 써 보내는 듯하다. 최근 나는 속독을 연습해야 한다는 기사를 읽었다. 이해보다 속도를 중요시하는 속독의 습관은 이 시대에 매우 흔한 결점이며, 인류를 육체적·정신적 혼란으로 몰고 가는 지름길이다. 이는 일반적으로 자극에 너무 빠르게 반응하는 습관의 한 사례일 뿐이며, 이러한 습관이 널리 퍼진 탓에 오늘날 정치 조직에서 일하는 많은 사람들이 잘못 이해하고, 잘못 인식하며, 잘못된 방향으로 애쓰는 일이 발생한다.

다시 말하지만, 독학으로 배우고 싶다고 편지를 보내온 사람들은 대부분 확실히 '옳게 행하는' 법을 배우고 싶다는 생각에 사로잡혀 있다. 나는 그들에게 이 책의 1장을 잘 읽으라고 답신을 보낸다. 1장에서 나는 홀로 실험하면서 내가 했던 것과 하지 않았던 것(결국 후자가 더 중요하다.)을 가능한 정확하게 기술했다. 36~37쪽의 설명에서 알 수 있듯이, 나는 실험 초기에 '함(doing)'에 대해 이해했기 때문에 '애써서 하기'가 아닌 *애써서 하지 않기*에 먼저 신경 써야 한다는 것을 깨달았다. 여기서 '애써서 하지 않기'란 (바꾸고 싶은) 자신을 또다시 잘못 사용하지 않도록 하는 일, 즉 습관적인 '함'을 통해 목적을 달성하려는 것을 허용하지 않는 일이다. 내기록에서 알 수 있듯이, 나는 (신뢰할 수 없는 느낌에 따라) 무언가를 '할' 때 나타나는 습관적 반응의 노예 상태로부터 벗어나는 방법을 찾아 가면서 다음과 같은 점을 분명히 알게 되었다. 나를 해방시키는 유일한 가능성은, *그 첫 단계*로 모든 과정을 수행할 때 평소의 '함(doing)'을 허용하지 않는 데에 있다고.

또 독자들의 편지에는 **중추조절(primary control)**'의 어려움에 대한 이야기가 전혀 없다. 중추조절이 특히 중요한 이유는, 내가 초기에 몸을 사용할 때 잘못을 방지할 필요성을 인식하며 발견한 것이 바로 그것이기 때문이다. 혼자 실험하면서 나는 이 발견을 지극히 중요하게 여겼다. 따라서 홀로 열심히 공부하는 독자들도 '중추조절'이 나오는 장을 재차 읽어 보길 바란다. 거기에서 나는 내가 겪은 어려움뿐만 아니라 그 어려움에서 어떻게 해방되었는지 설명했다. 만약 그들이 무의식적으로 감각을 따르는 대신 의식에 의지를 한다면, 중추조절의 발견이 '이상적인 이론에서 실제적인 실행'으로 가는 안전한 길을 열었음을 알게 될 것이다. 우리는 '느낌'과 '본능적인 의지'에 의존할 때 이를 안전하게 실행할 수 없다. '느낌' 과 '본능적인 의지'는 대부분 쓸모가 없으며, 여기서 '옳다고 느끼는(feel right)' 신뢰할 수 없는 경험이 나온다.

장담컨대, 내가 기록한 경험들, 특히 **하지 않음(non-doing)**'을 그대로 따른다면, 누구라도 효과를 볼 것이다. 그러나 아래의 사항을 인식하지 않으면 나를 그대로 따라 하기는 힘들 것이다.

❶ 감각경험에 관련된 지식은 글이나 말로 전달할 수 없기에, 독자는 전달자가 의미하고자 하는 것은 전달받아도 그 경험은 전달받지 못한다.

❷ 독자는 목표 달성을 위한 새로운 '진행과정(means-whereby)'에 의지해야 하는데, 처음에는 낯설기 때문에 그 과정이 '잘못'되었다고 느낄 것이다.

❸ 인체 기관을 사용하고 작동하는 능력을 키우고 발전시키며 점진적

24

으로 개선하기 위해서는, 필연적으로 감각경험에서 알지 못하는 영역을 수용해야만 한다. 이 '알지 못하는 영역'은 '옳다고 느끼는(felt right)' 감각경험과는 다를 수밖에 없다.

❹ 즉시 행동으로 옮겨 '옳게 하려고 노력하는' 것은 아는 바를 또다시 행하는 일이므로, 우리가 '알지 못하는' '옳은(right)' 행위로 이끌 수 없다.

이 사항들을 받아들여 이 테크닉의 원칙으로 마음에 새기고 싶은 모든 사람에게 나는 "계속하세요. 하지만 시간이 핵심이라는 점을 기억하세요."라고 말할 것이다. 경험 많은 교사의 도움을 받았다면 몇 주 만에 터득할 것들을 나는 몇 년에 걸쳐서 배웠다.

진정으로 문제를 해결하기 위해서는 문제가 일어난 뒤에 '치료(cure)'를 하기보다는 미리 '방지(prevention)'하는 원리를 폭넓게 받아들여야 한다. 결국 우리가 얻을 수 있는 가장 귀중한 지식, 자기 몸을 사용하고 각 기능이 충분히 발휘되도록 만드는 일과 건강과 전반적인 행복의 기준을 높이는 법에 있음을 깨달아야 한다. 오늘날 개인의 권리와 노력을 옹호하는 사람들에게 감히 이야기하건대, 그 훌륭한 이상을 실현하기 위한 교육으로서, 교사가 있건 없건 인내심과 시간을 투자해 일상에 이 기법을 적용하는 방법을 배우는 것만큼 가치 있는 일은 없다.

인류가 내적, 외적으로 개인의 완전한 자유를 유산으로 물려받고자 하는 욕구는 여전히 이상으로 남아 있다. 이를 실현하기 위해서는 개인이 의식적인 디렉션과 자기 조절을 개발해 생각과 행동에서 자유로워져야 한다. 그래야만 본능적인 습관과 그에 따른 자동 반응의 노예 상태에서 해방될 수 있을 것이다.

1941년 12월 19일

1장
테크닉의 진화

·
●
·
·
·

THE USE OF THE SELF

그래서 첫째, 사람들에게 요청하건대…… 내가 철학에서 새로운 분야를 창시하고 싶어 한다고 생각하지 않기를 바란다. 그것은 내 의도도 아니거니와, 한 사람이 자연 그리고 사물의 원리에 관해 품을 수 있는 추상적인 개념이 인간의 운명에 큰 영향을 미친다고 생각하지도 않기 때문이다. 또 이런 종류의 과거의 여러 이론들이 되살아날 수도 있고, 새로운 이론들이 소개될 수도 있다. 현상에 잘 들어맞기는 하지만 서로 다른, 천상의 여러 이론들이 제기될 수도 있다.

하지만 나는 그러한 사변적이고 무익하기까지 한 문제들로 골머리를 썩이지 않는다. 그와 반대로 나의 목적은 기초를 더 튼튼히 세우고, 인간이 지닌 힘과 위대함의 한계를 더욱 확장할 수 있을지 시험해 보는 데 있다.

— 프랜시스 베이컨, 「노붐 오르가눔」 CXVI

전에 집필한 『인류 최고의 유산(Man's Supreme Inheritance)』과 『개인의 적극적이고 의식적인 조절(Constructive Conscious Control of the Individual)』에서 나는 인체의 잘못된 사용을 개선하는 방법을 여러 해 동안 탐구하면서 발전시킨 테크닉에 대해서 언급했다. 처음 연구를 시작했을 때 나는 대부분의 사람들이 그렇듯이 '몸'과 '마음'을 별개로 취급했다. 그래서 인간의 질병, 장애, 결함 등이 '정신적' 혹은 '육체적'으로 분류될 수 있고, 이는 각각 '정신적'이거나 '육체적'인 방식으로 해결되어야 한다고 생각했다. 하지만 내가 실제 경험을 한 이후에는 이러한 관점을 버리게 되었다. 따라서 독자들은 내 책에 기술된 테크닉이 그 반대의 개념에 기초한다는 사실을 깨닫게 될 것이다. 다시 말해, 인간이 어떠한 종류의 활동을 하든 그 과정에서 '정신'과 '육체'를 분리할 수는 없다.

이렇듯 인체에 대한 내 생각의 변화는 단순히 이론이 낳은 결과가 아니다. 이는 살아 있는 인간을 실제로 실험하는 새로운 영역을 탐구한 경험의 결과다.

독자들이 보내온 편지를 보면, 인간 활동에서 정신과 육체의 작용이 통합된다는 이론을 받아들이는 대다수의 사람들도 실제 그 이론이 어떻게 작동하는지 잘 이해하지 못한다. 이러한 어려움은 내가 학생들을 가르칠 때에도 늘 발생했다. 자기를 **사용**(use)●하는

30

● 명확히 해 둘 것이 있다. 여기서 '사용'이라는 단어는 인체의 일부를 사용한다는 제한된 의미가 아니다. 예를 들어 팔이나 다리를 사용한다는 의미가 아니라 인체 전체의 작용을 포괄하는 훨씬 더 넓고 종합적인 의미로 쓰인다. 팔이나 다리와 같은 특정 부위를 사용할 때 인체의 다른 몸-마음의 메커니즘이 함께 작용하므로, 이러한 연합 활동이 특정 부위의 사용을 불러온다.

방법을 가르치는 수업 시간에 정신과 육체가 어떻게 함께 작동하는지 학생들에게 시범을 보여 줄 수는 있다. 하지만 단체 수업에서는 한 사람이 가르칠 수 있는 학생의 수가 한정되어 있어서 실제 시범을 보여 줄 기회가 비교적 적다. 그래서 나는 실험 초기부터 시작해 이 기법을 점차 발전시켜 온 연구 과정을 이 책에서 밝히기로 했다. 내가 관찰하고 경험한 실험 내용을 최대한 상세하고 실제적으로 설명할 것이다. 차차 알게 되겠지만, 일련의 사건들을 통해 나는 다음의 내용을 확신하게 되었다.

❶ 이른바 '정신적'인 것과 '육체적'인 것은 서로 독립되어 있지 않다.

❷ 이러한 이유로 인간의 질병과 결함은 '정신적' 혹은 '육체적'으로 분리하여 생각할 수 없고, 그러므로 따로 해결될 수도 없다. 교육적이든 교육적이지 않든, 방지(prevention)**가 목표든 결함·오류·질병 제거가 목표든, 모든 훈련은 분리할 수 없는 인간 통합체(human organism)에 기초를 두어야 한다.

이를 의심하는 독자가 있다면, 이렇게 묻고 싶다. 말하자면 팔을 들어 올리거나, 걷거나, 말하거나, 잠자리에 들거나, 뭔가를 배우거나, 문제를 해결하거나, 결정을 내리거나, 부탁이나 바람을 들어주

●● 내가 '방지'라는 단어를 쓴 이유는 나의 목적에 적절하거나 완전히 들어맞기 때문이 아니라, 다른 단어를 찾지 못했기 때문이다.(이는 '치료cure'라는 단어에도 동일하게 적용된다.) '방지'는 말 그대로 더 나빠지지 않도록 방지될 수 있는 만족스러운 상태가 존재한다는 의미다. 이런 의미에서 방지를 실천하는 일은 오늘날 가능하지 않다. 문명화된 환경에서는 사용과 기능에서 잘못을 범하지 않는 사람을 찾기가 힘들기 때문이다. 따라서 '방지'와 '치료'라는 용어를 나는 상대적인 의미로만 사용한다. 여기에는 일반적으로 결함과 장애, 질병을 방지하기 위한 수단으로서 인체의 잘못된 사용과 기능을 방지하기 위한 모든 시도, 그리고 결함과 장애, 질병을 관리할 때 인체의 기능에서 잘못된 사용의 영향을 무시하는 '치료적인' 방식들이 포함된다.

거나 거절하거나, 욕구나 갑작스러운 충동을 충족시키는 일이 순전히 '정신적'이거나 '육체적'이라는 증거를 내놓을 수 있는가? 이러한 질문은 아주 많은 논제를 제기한다. 독자들이 앞으로 이야기할 나의 경험을 이해한다면 그러한 논제들을 만날 수 있을 것이다.

어릴 때부터 시를 좋아하던 나에겐 셰익스피어의 희곡을 공부하고, 큰 소리로 읽고, 인물의 성격을 분석하는 일이 커다란 즐거움 중 하나였다. 그러다 웅변과 낭송에 관심을 갖게 되었고, 이따금 사람들 앞에서 낭송을 해 달라는 요청을 받기도 했다. 이 일을 썩 잘했던 나는 셰익스피어 낭송가가 될 생각으로, 극적 표현의 모든 영역을 오랫동안 열심히 공부했다. 아마추어 낭송가로 얼마간 일한 후, 전문가의 엄격한 평가를 통과할 수 있는 수준에 이르렀다는 생각이 들었다. 나는 전문가들로부터 낭송을 직업으로 선택하기에 충분하다는 평가를 받았다.

몇 년간 순풍에 돛 단 듯 모든 일이 순조로웠으나, 곧 목과 성대에 문제가 생기기 시작했다. 얼마 지나지 않아 친구들은 나에게 낭송할 때 숨소리가 들릴 뿐만 아니라, (그들 표현에 따르면) '숨이 가쁘고', 입안으로 '공기를 빨아들이는' 소리까지 들린다고 이야기해 주었다. 친구들의 말을 듣고 나는 초기 단계였던 목의 증상보다 내가 내는 숨 빨아들이는 소리에 더 신경이 쓰였다. 낭송가와 배우,

가수들에게서 흔히 발견되는, 숨 빨아들이는 소리를 내는 습관이 없다는 데 언제나 자부심을 느끼고 있었기 때문이다. 잘못된 호흡과 쉰 목소리를 고치기 위해 나는 여러 의사와 목소리 트레이너에게 조언을 구했다. 그들에게 온갖 치료를 받았지만, 여전히 낭송할 때에는 숨이 가빴고, 숨 빨아들이는 소리를 내는 증세는 점점 심해졌으며, 목이 쉬는 일은 더 잦아졌다.[*] 시간이 지나면서 치료 효과는 점점 떨어지고 증세가 심해져, 한두 해가 지나자 놀랍게도 가끔씩 목소리가 전혀 나오지 않는 지경에 이르렀다. 평생 잦은 병치레에 시달렸던 나는, 목이 쉬는 증상이 자꾸 재발하자 성대를 잃는 것은 아닐까 걱정되기 시작했다. 특히 매력적이고 중요한 계약을 제안받았을 때 그 걱정은 최고조에 달했다. 성대의 성대가 이렇게 될지 확신하기 어려워 계약을 수락하기가 두려웠다. 이전의 치료가 실망스러웠지만 나는 다시 한 번 주치의에게 조언을 구하기로 했다. 내 목을 다시 검사한 의사는 무대에서 낭송하기 2주 전부터 목을 가능한 쓰지 않고 자신이 처방한 치료법을 따르면 목소리가 정상으로 나올 거라고 말했다.

나는 의사의 조언을 받아들이고 그 계약을 수락했다. 며칠이 지나자 의사의 예견이 들어맞을 거라는 확신이 들었다. 목을 가능한 쓰지 않으니 쉰 목소리가 점점 사라졌던 것이다. 공연하는 날 밤,

---

[*] 의사는 목과 코의 점막이 상하고 과도하게 이완된 성대에 염증이 생겼다고 진단했다. 나의 목젖은 몹시 늘어나서 때때로 급성 기침을 일으켰다. 이 때문에 두 명의 의사가 간단한 수술로 목젖을 짧게 만들라고 권했지만, 나는 따르지 않았다. 지금 나는 의심의 여지없이 당시에 '만성후두염'이라고 불리는 병을 앓았었다고 생각한다.

쉰 목소리는 거의 없어진 상태였다. 그러나 낭송을 시작해 절반 정도 진행되었을 무렵 목소리는 최악의 상태가 되었다. 낭송이 끝날 때쯤에는 목이 너무 쉬어 말하기조차 힘들었다.

내 실망감은 이루 말할 수가 없었다. 이제 일시적인 증상 완화 이상은 결코 기대할 수 없었기에, 내가 매우 흥미를 느끼고 또 성공하리라 믿었던 그 직업을 포기해야만 하는 상황이었던 것이다.

다음 날 나는 의사를 찾아가 이 문제를 상담했다. 상담 끝에 어떻게 하면 좋겠느냐고 물으니 의사는 "치료를 계속해야 합니다."라고 말했다. 내가 그렇게 할 수 없다고 하자 의사가 이유를 물었다. 나는 치료하는 동안 목을 쓰지 말라는 조언에 충실히 따랐지만, 공연을 시작하고 한 시간도 지나지 않아 증상이 재발했다고 말했다. 내가 "어제 밤 목을 사용한 방식 때문에 문제가 발생했다고 결론지어야 하지 않을까요?"라고 물으니 그는 잠시 생각하고는 "네, 분명히 그렇죠."라고 답했다. 내가 다시 "그렇다면 문제를 일으킨 그 원인이 무엇인지 말해 주실 수 있나요?"라고 묻자 그는 알 수 없다고 솔직하게 인정했다. 그래서 나는 이렇게 말했다. "좋습니다. 그렇다면 제가 스스로 찾을 수밖에요."

연구를 시작했을 무렵 나는 다음 두 가지 사실을 경험하여 알고 있었다. 낭송을 하면 목이 쉰다는 것과 목과 성대 치료를 받으면서 낭송은 하지 않고 일상에서만 사용하면 목이 쉬는 증상이 사라진다는 것. 이 두 가지 사실에 실마리가 있다고 여기며, 낭송할 때는 목이 쉬고 평소 말할 때는 목이 쉬지 않는다면 그 두 상황에서 분명 다르게 몸을 쓰고 있다고 생각했다. 만약 그게 사실이고, 또 두 상황에서의 차이점을 찾아낼 수 있다면, 어쩌면 목이 쉬는 증상도 없앨 수 있을 터였다. 적어도 실험을 해 본다고 손해 볼 건 없었다.

실험의 목적을 달성하기 위해 나는 평소 말할 때와 낭송할 때 내가 어떻게 '하는지' 거울로 관찰하기로 했다. 둘 간의 차이를 구별할 수 있기를 바라면서 말이다. 그리고 낭송과 같은 더 까다로운 행위에서 다른 점을 찾아내려면 먼저 평소에 말하는 모습을 관찰하는 게 좋겠다고 생각했다.

먼저, 나는 거울 앞에 서서 평소에 내가 말하는 방식을 주의 깊게 관찰했다. 여러 번 반복해서 관찰했지만 잘못되었거나 부자연스러운 점을 발견하지 못했다. 그래서 다음에는 낭송할 때의 내 모습을 거울로 유심히 관찰했다. 곧바로, 평소 말할 때 보이지 않았던 몇 가지 특징이 눈에 띄었다. 낭송을 시작하자마자 머리가 뒤로 젖혀지고, 후두가 눌리며, 입으로 숨을 들이쉬어 거친 숨소리를 내는 경향이 나타났다.

이를 발견하고 나서 나는 평소 말할 때의 모습을 다시 관찰했다. 의심의 여지없이, 낭송할 때 보였던 이 세 가지 경향이 미약하게나마 관찰되었다. 하지만 너무나 미약하여 처음에 관찰했을 때는 전혀 알아챌 수 없었다.* 평상시 말하는 방식과 낭송할 때 말하는 방식에 차이가 있다는 점을 발견하고 나는 많은 것을 설명할 수 있는 결정적인 사실을 확보했다는 걸 깨달았으며, 실험을 계속하고 싶은 의욕을 느꼈다.

거울 앞에서 낭송을 반복한 끝에 나는 이 세 가지 경향이 목소리에 힘을 줘야 할 때 발생한다는 점을 알아냈다. 전부터 내가 품고 있었던 의심을 확인하는 순간이었다. 평소에는 별 문제가 없다가도 목소리를 높여 낭송하기만 하면 목이 심하게 쉬었기 때문에, 목 문제가 낭송과 연관 있을 거라는 의심이었다.

이 발견으로 나는, 머리를 뒤로 젖히고, 후두를 누르고, 숨을 빨아들이는 행위가 목의 긴장을 유발한다면, 이런 부위들을 내가 잘못 사용하고 있기 때문이라는 결론에 이르렀다. 그때 나는 문제의 근원을 발견했다고 여겼다. 만약 신체 부위들을 사용하는 방식의 영향으로 목이 쉬는 게 사실이라면, 이러한 잘못된 사용을 예방하거나 바꾸어 개선시킬 수도 있다고 판단했기 때문이다.

하지만 이 발견을 실제 적용하려고 했을 때 나는 혼란에 빠졌 36

---

* 그럴 만도 한 것이, 당시 나는 관찰을 해 본 경험이 전혀 없어서 말할 때 나를 사용하는 방식에서 잘못을 발견할 수 없었다.

다. 어디서부터 시작해야 하지? 숨을 빨아들이기 때문에 머리가 뒤로 젖혀지고 후두가 눌리는 걸까? 아니면 머리를 뒤로 젖히기 때문에 후두가 눌리고 숨을 빨아들이는 걸까? 혹은 후두가 눌려 숨을 빨아들이고 머리가 뒤로 젖혀지는 걸까?

이 질문들에 답을 할 수 없었던 나는 거울 앞에서 참을성 있게 실험을 계속해 나갔다. 몇 달이 지났을 때 숨을 빨아들이거나 후두를 누르는 일은 직접 예방할 수 없지만, 머리를 뒤로 젖히는 일은 어느 정도 방지할 수 있다는 걸 발견했다. 이 사실로 매우 중대한 발견을 하게 되었는데, 그것은 머리를 뒤로 젖히지 않으면 숨을 빨아들이고 후두를 누르는 현상이 간접적으로 제어된다는 점이었다.

이 발견의 중요성은 아무리 높이 평가해도 부족하다. 이 발견을 통해 인체의 모든 작용에 영향을 주는 중추조절(primary control)을 발견했으며, 이는 내 실험의 중요한 첫 단계가 되었다.

또한 내가 주목한 결과는, 이 부위들을 잘못 사용하지 않으려고 노력하자 낭송할 때 목이 덜 쉬고 이런 경험이 쌓여 갈수록 목이 쉬는 현상이 줄어드는 경향을 보인다는 것이다. 게다가 의사 친구는 내 목을 다시 진단하고는 후두와 성대의 상태가 전반적으로 크게 개선되었다고 말해 주었다.

이렇듯 나에게서 발견한 해로운 세 가지 경향의 움직임을 방지하면서 *사용*에 변화를 주자 성대와 호흡 기관의 *기능*에 뚜렷한 변화가 생긴다는 것을 감지할 수 있었다.

지금 생각해 보면, 이 결론은 내 발견에서 두 번째로 중요한 단계다. 구체적이고 실제적인 경험을 통해 사용과 기능 사이에 밀접한 관련성이 존재한다는 사실을 처음으로 깨닫게 되었기 때문이다.

그때까지의 경험으로 내가 알게 된 사항은 다음과 같다.

❶ 머리를 뒤로 젖히는 경향은 목의 문제(목이 쉬는 증세)와 연관이 있다.

❷ 머리를 뒤로 젖히는 일을 자제하는 것만으로도 어느 정도 목의 문제를 해결할 수 있다. 후두를 누르고 숨을 빨아들이는 것을 간접적으로 막을 수 있기 때문이다.

이로써 나는 머리를 확실하게 앞쪽으로 향한다면 성대와 호흡기의 기능에 매우 긍정적인 영향을 줄 수 있으며, 목이 쉬는 경향도 함께 뿌리 뽑을 수 있을지 모른다고 판단했다. 그래서 그다음 단계로 머리를 확실하게 앞쪽으로, 내가 올바르다고 생각하는 것보다 훨씬 더 앞쪽으로 향하기로 결심했다.

하지만 그렇게 했을 때, 머리를 앞으로 향하는 지점이 어느 선을 넘어가자, 머리가 앞으로 향할 뿐만 아니라 아래로도 내려앉는 경향이 보였다. 내가 보기에, 그렇게 하면 성대와 호흡기에 미치는 영향이 머리를 뒤로 젖혀 아래로 향할 때와 거의 같았다. 두 행위에서 모두 목의 문제를 유발하는 후두가 눌리는 현상이 동일하게 관찰되었으며, 이때 나는 후두가 눌리는 정도를 보고 목소리가 정상으로 나오는지 아닌지 알 수 있다고 확신했다. 따라서 나는 후두의 눌림과는 상관없는 머리와 목의 사용에 대해 무언가 알아낼 수 있다는 기대를 품고 실험을 계속했다.

오랜 기간 동안 다양하게 겪은 경험을 여기서 자세히 설명하기는 불가능하다. 반복된 실험 과정에서 후두 눌림을 초래하는 머리와 목의 사용은 가슴이 들리고 신장이 짧아지는* 경향과도 관련이 있다는 것을 알았다고만 말해 두자.

돌이켜보면, 이 또한 지대한 영향을 미칠 발견이었다. 이후 다양한 사건들로 이것이 연구의 전환점이 되었다는 사실이 입증되었다.

● 더 정확하게 '신장이 늘다(increase)'와 '신장이 줄다(decrease)'라는 문구를 사용할 수도 있겠지만, 이러한 내용에서는 '길어지다(lengthen)'와 '짧아지다(shorten)'라는 단어가 흔히 쓰이기 때문에 그 표현을 사용하기로 했다.

이 새로운 증거로, 상체 전체를 사용하는 방식이 성대의 기능에 영향을 준다는 것을 설명할 수 있다. 머리를 뒤로 젖히고 아래로 누르는 행위가 내 추측대로 단지 특정 부위를 잘못 사용하는 일일 뿐 아니라, 신장이 짧아지는 것처럼 다른 부위까지 함께 잘못 사용하게 만들었다. 그렇다면, 머리와 목을 잘못 사용하는 일을 방지하는 것만으로 큰 개선 효과를 기대하기는 어렵다고 볼 수 있다. 나는 짧아지게 하는 다른 부위들의 잘못된 사용 또한 방지해야 한다는 걸 깨달았다.

이를 깨닫고 나는 짧아지는 일을 방지하거나 실제로 길어지게 하는 실험을 오랜 시간 반복하며, 그 실험 결과 하나하나에 주목했다. 한동안 이 두 종류의 실험을 번갈아 시행하며 각 실험이 내 목소리에 미치는 영향에 주목한 결과, 후두와 목소리 상태가 최상이고 목이 쉬는 증상이 최소로 나타날 때 *길어진다*는 사실을 발견했다. 그러나 애석하게도 실험하는 동안 내가 길어지기보다는 훨씬 짧아지고 있다는 걸 알아냈는데, 그 이유를 찾아보니 길어지게 하기 위해 머리를 앞으로 향할 때 머리가 아래로 내려앉는 경향 때문이었다. 실험을 더 해 보니 길어진 상태를 유지하려면 머리를 앞으로 향할 때 아래가 아닌 위로 머리를 향해야 했다. 간단히 말해, 길어지게 하기 위해서는 머리를 앞과 위로 향해야 했다.

곧이어 설명하겠지만, 이것은 자신을 사용할 때 모든 활동을 지배하는 중추조절로 판명되었다.

하지만 낭송하는 동안 내가 머리를 앞과 위로 향하려고 했을 때, 가슴을 올리는 예전의 경향이 커지며, 이와 함께 척추가 더 굽어지고 '등이 좁아지는' 것을 발견했다. 내가 보기에 이것이 상체의 형태와 기능에 나쁜 영향을 주었다. 그래서 나는 길어진 상태를 유지하기 위해서는 머리를 앞과 위로 향하는 것만으로는 충분하지 않음을 알게 되었고, 가슴이 올라가는 것을 방지하는 동시에 등을 넓히면서 머리를 앞과 위로 향해야 한다고 결론을 내렸다.

그 시점에서 나는 실행을 통해 이 발견의 정당성을 입증해야 한다고 생각했다. 이를 위해 머리를 뒤로 젖히면서 아래로 내리고 가슴을 올리는(신장이 짧아짐) 예전의 습관을 '하지 않는' 동시에 머리를 앞과 위로 향하게 하고(신장이 길어짐) 등을 넓히려고 하며, 목소리를 내는 연습에 돌입했다.

이는 한 활동에서 '하지 않음(prevention)'과 '함(doing)'을 결합한 최초의 시도였다. 이 일을 꼭 해낼 수 있다는 것을 나는 눈곱만치도 의심하지 않았다. 하지만 곧 내가 평상시에는 머리를 앞과 위로 향하고 등을 넓힐 수는 있어도, *그러한 상태를 말하거나 낭송할 때*

41

까지 유지할 수는 없다는 것을 발견하게 되었다.

이 발견으로 내가 한다(doing)고 생각하는 것을 실제로는 하지 않는(not doing) 게 아닐까 하는 의심을 품게 되었다. 나는 또 한 번 거울의 도움을 받기로 했다. 나중에 거울 두 개를 더 사용했는데, 중앙에 거울을 하나 놓고 나머지 두 개는 중앙 거울의 양 옆에 놓았다. 거울의 도움으로 내 의심에 그럴 만한 이유가 있다는 걸 알았다. 거울로 보니, 말을 하면서 길어지려고 하는 동시에 짧아지지 않도록 애쓰는 결정적인 순간에, 나는 의도한 대로 머리를 앞과 위로 향하지 않고 뒤로 젖혔던 것이다. 이는 내가 무언가를 하기로 결정하여 그것을 한다고 믿으며 애써서 할 때, 실제로는 그와 반대로 하게 된다는 놀라운 증거였다.

여기서 이야기를 멈추고, 눈이 번쩍 뜨일 흥미로운 사실을 말하겠다. 비록 그 말이 나에게 불리할지언정 말이다. 여러분은 실험 초기에 내가 낭송하는 동안 어떤 행동을 하는지 확실하게 알고자 했을 때, 거울을 통해 귀중한 도움을 얻었다는 걸 기억할 것이다. 이러한 경험과 지식을 얻었음에도 불구하고, 나는 그때 어떠한 부위들을 새롭게 사용하는 일과 우리에게 전혀 생소한 감각을 경험하는 실험에 곧바로 착수했다. 그 목적을 위해 어느 때보다 거울의 도움이 필요하다는 생각은 떠올릴 새도 없이 말이다.

여기서, 과거에 내가 이미 경험을 했음에도 불구하고 내가 바람직하다고 생각하는 것은 무엇이든 반드시 실제로도 할 수 있다는 자신감이 매우 컸음을 알 수 있다. 내가 실제로 할 수 없다는 걸 알았을 때, 나는 그저 내 체질이 특이해서라고 생각했다. 하지만 지난 35년간 학생들을 가르치고 다른 분야에서 만난 사람들을 관찰한 결과, 이는 나의 특이한 체질 때문이 아니라는 것을 알았고, 대부분의 사람이 그와 비슷한 환경에서 동일하게 행동할 거라는 확신을 얻었다. 사실 나는 누구나 겪는 착각에 빠져 있었다. 습관적이며 익숙한 감각경험을 할 때는 자신이 '하고자 하는' 것을 할 수가 있기 때문에, 습관과 반대되며 따라서 생소한 감각경험을 불러오는 행위를 할 때에도 내가 '하고자 하는' 것을 실제로 할 수 있다고 생각하는 착각 말이다.

이를 깨닫고 나는 몹시 심란했으며, 모든 상황을 재고해야 한다고 생각했다. 나는 목소리를 낼 때 내가 하는 무언가로 인해 목의 문제가 생긴다는 처음의 결론으로 돌아갔다. 그때까지 그것이 무엇이며, 성대가 제대로 기능하려면 대신 어떻게 해야 하는지 알아냈지만 큰 도움은 되지 않았다. 낭송할 때 내가 알아낸 바를 적용하려고 애를 써도 실패를 거듭했기 때문이다. 그러므로 그다음 단계로 내가 무언가를 하려고 애쓰는 순간에 무엇이 잘못되고 있는지 알아내야 했다.

끈질기게 실험하는 일 외에는 달리 방법이 없었으므로, 나는 몇 달 동안 참을성 있게 그때까지 했던 방식대로 실험을 계속했다. 다양한 실험을 시도하며 성공과 실패를 반복했지만 큰 깨우침을 얻지는 못했다. 하지만 결국 이 경험은 유익했다. 실험을 통해 나는, 낭송할 때 길어진 상태를 유지하려고 의도하면 특정한 부위들을 잘못 사용하는 일을 방지할 수 있다는 점을 알아냈다. 또한 이 부위들을 더 잘 사용한다고 여겼던 방식을 대체할 수 있을 뿐 아니라, 서거나 걷거나 팔이나 손을 움직이거나 작품을 설명하는 일 등과 같이 낭송하면서 신체 부위를 사용할 때에도 도움이 된다는 점을 발견했다.

거울을 통해 보니, 내가 서서 낭송할 때 목과 후두, 성대와 호흡기를 잘못 사용하는 동시에 다른 부위들도 마찬가지로 잘못 사용하여, 몸 전체의 근육이 지나치게 긴장되는 것이 관찰되었다. 이렇게 근육이 과도하게 긴장되면 특히 다리, 발, 발가락 등이 영향을 받는다. 발가락들이 수축하면서 아래쪽으로 굽어 발이 과도하게 아치 모양이 되고, 그럼으로써 발의 바깥쪽에 체중이 과하게 실려

44

몸의 균형이 무너졌다.

　이 점을 발견하고 나는 이를 설명할 단서가 있는지 과거의 일들을 돌이켜 보았다. 고인이 된 제임스 캐스카트 선생님의 극적 표현과 성격 분석 수업이 생각났다. 내가 서 있는 자세와 걸음걸이가 못마땅했던 캐스카트 선생님은 이따금 나에게 "바닥을 발로 꽉 밟으세요."라고 말했던 것이다. 그러고 나서 선생님은 몸소 시범을 보였고, 나는 최선을 다해 똑같이 따라 했다. 선생님 말씀대로 잘못을 고쳐야 한다면 분명히 그것을 고칠 수 있고, 그러면 문제가 모두 해결되리라고 믿으면서 말이다. 나는 노력을 계속했고 어느새 서는 자세에 만족하게 되었다. 선생님이 시범을 보였던 것처럼 나도 '바닥을 꽉 밟는다'고 생각하며 서 있었다.

　잘못된 행위를 고치는 법을 배우기만 하면 제대로 할 수 있고, 또 제대로 한다고 생각하기만 하면 모든 것이 순조롭게 돌아갈 거라는 믿음이 널리 퍼져 있다. 하지만 내 경험에 비추어 보면 그러한 믿음은 착각에 불과하다.

　이 경험을 상기하며 나는 계속 거울을 이용해 전보다 더 주의 깊게 나를 사용하는 방식을 관찰했다. 그리고 내가 낭송을 하며

서 있을 때 다리와 발, 발가락을 사용하는 방식이 내가 몸 전체를 사용하는 방식에 가장 해로운 영향을 미친다는 걸 깨닫게 되었다. 이때 몸의 각 부위들을 사용하는 방식은 근육의 비정상적인 긴장과 관련이 있으며, 이것은 간접적으로 목 문제와 연계되어 있음을 확신하게 되었다. 이에 힘을 얻은 나는 과거에 낭송을 더 잘 하려면 서 있는 자세를 개선해야 한다던 선생님의 그 말씀을 떠올렸다. '바닥을 꽉 밟는다'고 생각하며 나를 사용했던 방식은, 낭송할 때 머리를 뒤로 젖히고 후두를 누르는 일과 같이 나를 잘못 사용하는 방식과 동일하며, 이로 인해 나의 몸과 마음 전체를 잘못 사용하게 된다는 생각이 점점 들었다. 다른 모든 활동을 할 때에도 이런 식으로 몸을 습관적으로 사용했는데, 나는 이를 가리켜 나 자신의 **습관적 사용**(habitual use)'이라고 명명했다. 다른 자극이나 반응과 마찬가지로 낭독을 할 때에도, 자신을 조금 더 잘 사용하려 의도해도 낭독을 잘 하려는 욕구가 이것을 압도하기 때문에 어쩔 수 없이 습관적인 잘못된 사용으로 돌아간다는 것을 깨달았다

이러한 잘못된 사용의 영향은 이미 습관화되어 강력할 수밖에 없다. 특히 내 경우에는 낭독할 때 '바닥을 꽉 밟으라'는 선생님의 가르침을 실행하려고 몇 년간 노력했기 때문에 의심의 여지없이 그 습관이 그대로 굳어져 영향력이 더욱 컸다. 이러한 사용이 습관

화되어 늘 자신을 잘못 사용하게 하는 거부하기 힘든 자극이 되었던 것이다. 매번 잘못된 사용을 유도하는 이 자극은 머리와 목을 새롭게 사용하려는 욕구보다 훨씬 강력했고, 그 영향으로 나는 낭송할 때 내가 원하는 방향과 반대 방향으로 머리를 향했다는 걸 알았다. 그 순간 나는 나를 사용하는 방법을 개선하려고 했던 그 모든 노력이 잘못되었다는 증거를 얻었다.

반드시 기억해야 할 점은, 어떠한 활동에서든 특정한 부위를 사용하는 일은 인체의 다른 부위를 사용하는 일과 밀접하게 연관되어 있으며, 여러 부위를 연거푸 함께 사용함으로써 가해진 영향은 그 부위들을 사용하는 방식에 따라 계속 변화한다는 것이다. 활동에 직접 사용되는 한 부위가 아직 익숙하지 않은 비교적 새로운 방식으로 사용될 때, 이 부위를 새로운 방식으로 사용하려는 자극은 그 활동에 간접적으로 사용되는 다른 부위들을 예전의 습관대로 사용하려는 자극에 비해 약하다.

나는 낭송을 하면서 머리와 목을 익숙하지 않은 방식으로 사용해 보았다. 머리와 목을 새로운 방식으로 사용하려는 자극은 따라서 그동안 낭송을 해 오면서 익숙해진, 발과 다리를 잘못 사용하려는 이미 습관화된 자극에 비해 약할 수밖에 없었다.

이런 이유로 불만족스러운 사용과 기능을 만족스럽게 바꾸는 일은 어렵다. 이 테크닉을 가르친 경험을 통해 나는 그 레슨의 목적이 무엇이든 잘못된 사용이 이미 습관화된 사람은 레슨 초기에 고착화된 습관의 영향을 제어할 수 없다는 사실을 알았다.

이 경험 후 나를 사용할 때의 디렉션(direction)*에 대해서 오래도록 생각하게 되었다. '내가 그동안 의지했던 디렉션은 무엇일까?' 하고 자문했다. 나는 나를 사용할 때 디렉션을 주는 방식을 한 번도 생각해 보지 않고, 그저 자연스러운 느낌에 따라 습관적으로 나를 사용했음을 인정해야 했다. 달리 말해, 다른 모든 사람들처럼 나를 사용할 때 '느낌'에 의존했다. 내 실험 결과로 판단해 보니, 이러한 디렉션 방식이 나를 오류에 빠뜨렸다. (예를 들어, 머리를 앞과 위로 향하려고 했을 때 실제로는 머리를 뒤로 젖힌 것처럼) 나를 사용할 때 이러한 디렉션을 유도하는 느낌은 신뢰할 수 없다는 점이 밝혀진 것이다.

나는 정말이지 큰 충격에 빠졌다. 막다른 골목에 다다른 사람이라면 누구라도 그랬을 것이다. 나를 사용할 때 유일한 안내자로 의존했던 느낌을 더는 신뢰할 수 없다는 사실과 맞닥뜨렸으니까. 그때 나는 이것이 어릴 적부터 병치레가 심했던 나에게만 해당되

● '나를 사용할 때의 디렉션(direction of my use)' '내가 사용을 디렉션하다(I directed the use)' 등과 같은 문구에서 '사용'과 함께 '디렉션' '디렉션하다'라는 단어를 쓸 때, 나는 이 단어가 뇌에서 인체 기관들로 전달되는 메시지를 투사하고, 이 기관들을 사용하는 데 필요한 에너지를 처리하는 과정을 의미하기를 바란다.

는 이례적인 일이라고 생각했다. 하지만 다른 사람들을 실험해 그들이 자신의 생각대로 자신을 사용하는지 확인한 결과, 그들의 사용에 디렉션을 주었던 느낌 역시 신뢰할 수 없다는 점을 발견했다. 실제로 정도의 차이만 있을 뿐 그들과 나는 다를 바가 없었다. 나는 낙담했지만, 절망적으로 생각하지는 않았다. 그때까지 발견한 사실로 미루어, 완전히 새로운 탐구의 세계가 열릴 가능성이 보이기 시작했던 것이다. 나는 탐구를 향한 열망에 사로잡혔다. '분명히, 느낌을 디렉션의 수단으로 신뢰할 수 없다면, 느낌을 다시 신뢰할 수 있도록 만들 수도 있을 것이다.'라고 판단했다.

인간에게 엄청난 잠재력이 있다는 생각은, 다음과 같은 셰익스피어의 생동하는 문장을 집한 이래 줄곧 나에게 영감의 원천이 되었다.

> 인간은 얼마나 걸작인가! 그 이성은 얼마나 고상한가! 그 능력은 얼마나 무한한가! 그 자태와 움직임은 얼마나 적절하고 찬탄할 만한가! 그 행동은 얼마나 천사 같고 이해력은 얼마나 신 같은가! 세상의 꽃이요, 동물의 영장이로다!●●

하지만 이 대사는 당시 나 자신과 다른 사람들 모두에게서 발

●● 『햄릿』(윌리엄 셰익스피어 지음, 이경식 옮김, 문학동네, 2016)에서 인용—옮긴이

견한 사실과 모순되는 것 같았다. 인간이 그러한 잠재력을 지녔음에도 불구하고 우리는 무엇 때문에 고상하지 않은 이성과 무한하지 않은 능력으로, 자신을 사용하는 데 오류를 범할까? 또 우리가 행하고자 하는 모든 활동에서 기능의 수준이 낮아져 이러한 현상이 점점 늘어나는 이유는 무엇일까? 그 결과, 오늘날 자신을 사용할 때 매우 분명하고 바른 모습으로 움직이는 사람이 얼마나 될까? 이러한 관점에서 과연 인간을 '동물의 영장'이라고 말할 수 있을까?

이 무렵 나는 나 자신이나 다른 사람들 모두가 사용의 오류를 범한다는 사실에 대해 아버지와 이야기를 나누다가 우리가 개나 고양이와 다를 게 없다고 주장했던 것을 기억한다. 아버지가 이유를 묻자, 나는 "우리는 자신을 사용하는 방법을 개나 고양이보다 더 잘 알지 못하잖아요."라고 답했다. 자신을 사용할 때 느낌에 근거하여 내리는 디렉션은 개나 고양이의 그것만큼 불합리하고 본능적이라는 의미였다.•

이 대화에서 엿볼 수 있듯이, 신속히 변화하는 환경에 지속적으로 발 빠르게 적응해야 하는 현대 문명 속에서는, 인간의 불합리하고 본능적인 디렉션이 인간의 요구를 더 이상 충족시키지 못한다는 것을 나는 이미 깨닫고 있었다. 나와 다른 사람들을 실험한   50

• 복잡한 기술을 성공적으로 수행하는 운동선수는 그의 움직임을 의식적으로 조절한다고 할 수 있다. 물론, 많은 경우 연습을 하면서 겪는 시행착오를 통해 이 기술에 필요한 특정한 움직임을 수행하는 자동적인 숙련도를 습득할 수 있다고 하더라도, 그가 이러한 동작들을 의식적으로 조절한다고 증명할 방법은 없다. 그리고 운동선수가 어떤 특정한 동작을 의식적으로 조절하고 조정하는 그런 드문 경우에도, 그가 자신을 사용할 때 움직임 전체를 의식적으로 조절한다고는 말할 수 없다. 그가 자신이 원하는 특정한 동작을 하기 위해 전체로서의 몸을 사용하는 최선의 방법을 모른다고 결론 내려도 무방하기 때문에, 많은 경우 그렇듯이, 익숙하고 습관적인 몸의 사용에 변화를 불러오는 일이 생긴다면, 이러한 특정한 움직임을 만드는 그의 능숙함 역시 방해받을 것이다. 실제로 겪어 보니, 원래의 능숙함의 기준을 상실하면 그것을 쉽게 되찾지

결과, 우리가 자신을 사용할 때의 본능적인 제어와 디렉션은 무척이나 불만족스러웠고, 또 우리의 느낌을 안내자로서 신뢰할 수 없기 때문에 우리가 희망하거나 생각한 바와 정반대로 행할 수 있다는 것이 입증되었다. 그렇다면, 내가 의심한 대로, 문명화된 생활의 결과로 이렇게 느낌을 신뢰할 수 없게 되었다면, 시간이 갈수록 점점 더 많은 사람들이 이 현상을 위협적으로 느끼게 될 것이고, 고로 느낌에 대한 신뢰를 회복시킬 수 있는 지식은 매우 귀중해질 것이다. 나는 이러한 지식을 추구하는 일이 완전히 새로운 탐구의 영역이며, 그때까지 내가 들어 본 어느 지식보다 유용할 것임을 알았다. 그리하여 이 새로운 사실에 비추어 내가 무엇을 어려워하는지 다시 숙고하기 시작했다.

나는 특히 아래의 사항에 깊은 인상을 받았다.

❶ 내가 머리를 앞과 위로 향한다고 생각하면서 실제로는 뒤와 아래로 당긴 것은 이 부위들을 사용하는 방법이 잘못 디렉션되었기 때문이다. 이러한 잘못된 디렉션은 신뢰할 수 없는 느낌에서 비롯된다.

❷ 이러한 잘못된 디렉션은 본능적인 것이며, 예의 신뢰할 수 없는 느낌과 함께 나를 사용하는 습관의 일부다.

❸ 머리와 목의 잘못된 사용을 포함하여, 나를 잘못 사용하는 습관으로

못했다. 그리고 놀랄 것도 없이, 능숙하고 익숙한 몸 사용법을 회복하게 할 일반적인 몸의 사용을 디렉션하는 방법을 알지 못했다.(이와 관련해, 의도적으로 말더듬이를 흉내 내어 말을 더듬는 습관을 만든 사람들의 사례가 많이 알려져 있다. 이들은 많은 노력에도 불구하고 원래의 언어 능숙도를 회복하지 못했다.)
동물이 그렇듯이 이 운동선수에게는 이러한 지식이 없기 때문에, 몸의 움직임에 디렉션을 줄 때 느낌에 의존해야 한다. 그리고 이 느낌은 대다수의 운동선수에게 신뢰를 주지 못하게 되므로, 운동할 때 그의 몸에 잘못된 디렉션을 주게 된다. 동물과 같은 이러한 불합리한 디렉션은 (유기체로서의) 몸의 중추조절과 관련한 의식적이고 합리적인 디렉션과 비교될 수 없다.

이끈 이러한 본능적이고 잘못된 디렉션은 내가 말을 할 때 결정적으로 작용한다. 달리 말해, 이러한 잘못된 디렉션은 목소리를 내려는 자극에 대한 나의 본능적인 반응이다.

위에 제시한 마지막 사항의 중요성을 숙고해 보니, 목소리를 사용하려는 자극이 왔을 때 머리와 목을 사용하는 잘못된 습관을 유도하는 잘못된 디렉션을 자제할 수 있다면, 낭송을 할 때 불만족스러운 반응, 즉 머리를 뒤로 젖히고 후두를 누르며 숨을 들이쉬는 행동을 근절할 수 있겠다는 생각이 들었다. 이 잘못된 디렉션을 자제하고 나면 그다음 단계로 머리와 목, 그리고 간접적으로 후두와 호흡기와 기타 기관을 새롭고 개선된 방식으로 사용하기 위해 어떠한 디렉션이 필요한지 찾아야 했다. 그러한 디렉션이 실행되면 분명히 목소리를 사용하려는 자극에 불만족스러운 반응 대신 만족스러운 반응이 나타나리라 믿었다.

그다음 단계로 나는 이러한 만족스러운 반응을 *보장하는* 디렉션을 얻기 위해서는 본능적인 디렉션을 유발하는 느낌에 의지하는 대신, 적법한 추론 과정을 거쳐야 한다고 생각했다.

❶ 현재의 사용 방식 분석하기 52

❷ 더 만족스러운 사용을 얻을 수 있는 진행과정(means-whereby) 선

택하기(추론의 과정)

❸ 이 과정들을 실행하는 데 필요한 디렉션을 의식적으로 내리기

간략히 말해, 내 목소리를 사용하려는 자극에 만족스럽게 반응

하기 위해서 과거의 본능적인(불합리한) 디렉션을 새롭고 의식적인

(합리적인) 디렉션으로 대체해야 한다는 결론을 얻었다.

인간이 본능에 따르지 않고 의식으로 인체의 사용을 제어해야

한다는 생각은 실제 나타난 결과들로 그 타당성이 이미 밝혀졌다.

하지만 이것이 인간 발달에 매우 중요한 요인이라는 점이 충분히 인

식되기까지는 오랜 세월이 걸릴 수 있다.

나는 이 생각을 실행에 옮기는 작업에 착수했지만, 놀랍고도 예

상치 못한 일들이 계속 일어나 갑자기 중단하게 되었다. 대부분의

사람들과 마찬가지로, 그때까지 나는 어떠한 실행 방식을 개선시

키는 법을 신중하게 생각해 내면, 이 생각을 실행에 옮길 때 느낌

보다는 추론의 안내를 받을 것이고, 이 뛰어난 나의 '생각'이 느낌

53 보다 더욱 효과적인 디렉션의 매개체가 된다고 믿고 있었다. 하지

만 습관적이고, 따라서 옳다고 느껴졌던 잘못된 사용을 바로잡을
목적으로 의식적인 디렉션을 사용하자마자 이는 오류로 밝혀졌다.
실제로 해 보니, 나를 사용할 때 불합리한 디렉션과 합리적인 디렉
션을 뚜렷이 구분할 수 없었고, 이 두 지시를 중복되지 않게 만들
기가 거의 불가능했다.

　나는 현재의 사용 방식을 분석한 후에 추론을 통해 내가 결정
한 디렉션을 주는 데까지는 성공했다. 말을 하려는 목적으로 이 디
렉션들을 실행하기 직전까지는 순조롭게 풀렸던 것이다. 그러나 목
소리를 사용하려는 자극이 오면 의식적인 디렉션이 유도하는 새로
운 행위(머리를 앞과 위로 향하는 것과 같은)로 반응하는 동시에 말을
하려고 했을 때, 즉시 예전의 잘못된 습관(머리를 뒤로 젖히는 등)으
로 되돌아갔다. 거울로 실제 무슨 일이 일어나는지 볼 수 있었으
므로 의심의 여지는 없었다. 이는 나를 사용할 때 예전의 습관과
반대되는 방법으로 목적을 달성하려는 결정적인 순간에 본능적인
디렉션이 이성적인 디렉션을 압도한다는 분명한 증거였다. 나의 노
력에도 불구하고 본능적인 디렉션은 옳게 하려는 나의 의지를 앞
질렀다. 말을 하려는 자극이 왔을 때 나는 변함없이 말하는 행위
와 결합된 예전의 습관에 따라 반응했다.

　이런 종류의 실망스러운 경험을 여러 번 하고 난 후, 나는 당분

간 목적을 달성하기 위해 애써 무언가를 '하려는' 시도를 포기하기로 했다. 결국 나는 습관적 사용을 바꿔 본능적인 디렉션을 누르기 위해서는, 말하려는 자극을 받아들인 후 즉각적인 반응을 모두 거부할 필요가 있음을 알게 되었다. 왜냐하면 즉각적인 반응은 내가 즉시 무언가를 하여 어떠한 목적을 곧바로 달성하겠다고 결정한 결과이며, 이 결정을 재빨리 실행함으로써 그 목적을 달성하기 위한 최선의 수단이라고 추론한 새로운 디렉션들을 내릴 기회를 필요한 만큼 충분히 갖지 못한다는 것을 알았기 때문이다. 이는 그때까지 신뢰할 수 없는 '느낌'에서 비롯된 예전의 본능적인 디렉션이 잘못된 습관적 사용을 만드는 지배적인 요인이었으며, 이것이 여전히 내가 반응하는 방식을 지배해 예전의 잘못된 습관적 사용이 계속 반복되는 결과를 낳았다는 의미였다.

그래서 나는 새로운 '진행과정(means-whereby)'*을 위한 디렉션을 실제로 '행하거나' 말을 하기 위한 목적으로 사용하지 않고, 그저 나에게 디렉션만 주기로 했다. 나는 오랜 기간, 즉 며칠, 몇 주, 때로는 몇 달 동안 거울 앞에서 새로운 디렉션을 '행하지'는 않고 디렉션을 주기만 했다. 이렇게 디렉션을 줌으로써 얻은 경험은 이를 실행할 방법을 숙고할 시점에서 매우 가치가 있는 것으로 확인되었다.

55

● '진행과정'이라는 용어는 이 책에서 목적을 달성하기 위한 합리적인 수단을 의미한다. 여기에는 몸의 습관적 사용을 제어하는 일, 새롭고 더 만족스러운 몸의 사용을 위한 여러 가지 수행에 필요한 새로운 디렉션을 의식적으로 주는 일 등이 포함된다.

이 경험으로 나는 다음의 사항을 습득할 수 있었다.

❶ 목적 달성을 위해 사용하기로 한 새로운 '진행과정'의 첫 번째 단계에서조차 '하고자 하는' 시도를 하기 전에, 이 첫 번째 단계를 하기 위한 준비로 매우 여러 번 디렉션을 주어야 한다.

❷ 두 번째 단계를 하기 위한 준비로 디렉션을 주는 동안, 첫 번째 단계를 하기 위한 디렉션을 계속 유지해야 한다.

❸ 세 번째 단계를 하기 위한 준비로 디렉션을 주는 동안, 첫 번째와 두 번째 단계를 하기 위한 디렉션을 계속 유지해야 한다. 네 번째 그리고 그 이후도 마찬가지다.

끝으로, 새로운 '진행과정'을 위한 디렉션을 순서에 맞게 주는 일과 새로운 사용을 유도하기 위해 그에 상응하는 다양한 반응 작용을 유도하는 일을 결합하는 과정에 익숙해지고 나서, 나는 말을 할 목적으로 사용한 새로운 '진행과정'은 실제 사용하기 전 상당 시간 동안 연습되어야 한다는 것을 깨달았다

위에 설명한 과정은 존 듀이 교수가 말한 '활동 중 생각(thinking in activity)'의 일례이며, 목적을 달성하기 위해 이를 충실히 실행하는 사

람은 누구라도 이 '사고'에서 새로운 경험을 얻을 것이다. 매일 학생들을 가르치면서 나는, 주어진 목적을 실행할 때 우리는 하나의 디렉션을 줄 수 있지만, 두 번째 디렉션을 주면서 첫 번째 디렉션을 계속 유지하고, 세 번째 디렉션을 주면서 첫 번째와 두 번째 디렉션을 계속 유지하고, 목적을 달성하려는 과정에서 앞의 세 디렉션을 계속 유지하는 일이 모든 학생들이 넘기 어려워했던 첫 번째 관문임을 알게 되었다.●

'진행과정'을 충분히 연습했다고 생각될 즈음 나는 말을 할 목적으로 이를 사용해 보기 시작했다. 하지만 놀랍게도 성공할 때보다 실패할 때가 훨씬 많았다. 시도를 하면 할수록 상황은 더욱 난감해졌다. 말을 할 때 습관적인 반응을 분명히 자제했고, 분명히 새로운 디렉션을 여러 번 주었기 때문이다. 그때 나는 적어도 내가 목적 달성을 위한 새로운 '진행과정'을 어느 정도의 자신감을 갖고 사용할 수 있어야 한다고 생각했다. 나는 여전히 실패를 밥 먹듯이 했기에 처음으로 되돌아가 내가 세운 전제를 다시 생각해 보아야 했다.

다시 생각해 보면서 나는 말을 하려는 목적으로 새로운 '진행과정'을 사용하려는 시점에 과거의 잘못된 습관이 지배하는 걸 막

57

●'동시에(all together) 그러나 순차적으로(one after the other)'라는 말로 내가 여기에서 전달하고자 하는 결합된 행위를 표현할 수 있다.

지 못할 때 실패하게 된다는 것을 알게 되었다. 또한 모든 준비 작업에도 불구하고 습관적 사용을 유도하는 본능적인 디렉션이 여전히 의식적이고 합리적인 디렉션을 지배한다는 것도 알게 되었다. 하지만 내가 선택한 새로운 과정이 나의 목적에 부합한다고 확신한 나는 불만족스러운 결과의 원인을 다른 곳에서 찾아야 한다고 판단했다. 이윽고 나는, 혹시 다른 사람은 성공적으로 성취할 수 있는 만족스러운 '진행과정'을 나의 결점 때문에 성취할 수 없는 것인지 의심하기 시작했다. 또한 오랜 연구 끝에, 말을 한다는 목적을 달성하려는 결정적인 순간에, 정말로 새롭고 더 만족스럽게 사용하기 위해 내가 생각한 대로 적절한 순서에 맞게 디렉션을 계속 주는지, 혹은 목의 문제를 유발하는 과거의 습관적 사용을 유도하는 본능적이고 잘못된 디렉션으로 되돌아가는지를 확인할 구체적인 증거를 찾아야 한다는 결론에 도달했다.

세심하게 실험한 결과, 내가 목적을 달성해 말을 하는 순간 직전까지는 순서에 맞게 새롭고 만족스러운 사용을 위한 디렉션을 주지만, 결국 새로운 디렉션을 계속 주어야 하는 결정적인 순간에 과거의 잘못된 사용을 유도하는 잘못된 디렉션으로 되돌아간다는 사실을 발견했다. 이는 말을 할 때, 새로운 사용을 유도하는 디렉션을 내가 생각한 대로 계속 유지하지 않고, 이 자극에 대해 여전히 습관적 사용에서 비롯된 본능적인 반응을 한다는 구체적인 증거였다. 분명히, 과거의 본능적인 반응을 자제한다는 '느낌'이나 생각은 내가 정말로 그렇게 한다는 증거가 아니었으므로, 나는 다른 방식의 '앎'을 찾아야만 했다.

나는 내가 실패할 때 과거의 습관적 사용을 유도하는 '본능적이고 잘못된 디렉션'이 언제나 '새로운 사용을 위한 합리적인 디렉션'을 이긴다는 것을 이미 알고 있었다. 또한 다른 이유가 거의 있을 수 없다는 것도 점차 알게 되었다. 인간이 성장과 발달을 시작한 이래 자신을 사용할 때 쓰는 유일한 디렉션의 형태는 본능적인 디렉션이며, 이러한 관점에서 이를 인류의 유산이라 부를 수 있을 것이다. 그렇다면 나의 경우, 이렇듯 유산으로 물려받은, 습관적 사용을 유도하는 본능적인 디렉션으로 인해, 특히 자기를 사용할 때 본능적인 디렉션이 몸에 배고 이제 나의 일부가 되어 아주 옳고 *자연스럽게 느껴진다면*, 새로운 사용을 유도하는 의식적이고 합리적인 디렉션을 사용하려는 나의 노력은 대부분 소용이 없는 것일까? 따라서 내가 의식적이고 합리적인 디렉션으로 새로운 사용을 유도하려 할 때, 나는 결정적인 순간에 본능적인 디렉션으로 되돌아가 '옳다고 느끼는' 익숙한 사용을 하게 만드는 인류의 습관과 싸울 뿐만 아니라, 의식적인 디렉션, 특히 적절한 순서대로 의식적인 디렉션을 주지 못했던, 인류가 한 번도 경험하지 못했던 영역과도 내면에서 싸우고 있었다.

알다시피, 나는 나를 사용할 때 디렉션의 근거로 느낌을 신뢰하면 안 된다고 일찍이 인식했다. 하지만 새롭게 사용할 때 경험하는 감각이 너무나 생경해 무척 부자연스럽고 잘못된 '느낌'을 주었다. 다른 사람들과 마찬가지로 나에겐 자신을 사용할 때 '옳은지' 옳지 않은지를 느낌으로 판단하는 습관이 뼛속 깊이 배어 있었다. 그러한 상황에서 내가 새로운 사용을 실행할 수 없다는 것은 거의 필연에 가까운 사실이었다. 분명히, 새로운 사용은 언제나 과거의 사용과 다르게 느껴질 테고, 과거의 사용이 옳게 느껴진다면 새로운 사용은 당연히 옳지 않다고 느껴질 것이다. 그때 나는 지난 몇 달 동안, 사용할지 말지를 말해 주는 나의 느낌에 의존하는 동시에, 결국 잘 되지 않을 새로운 사용을 행하려 했다는 사실을 마주해야 했다. 이는 그때까지 내가 기울였던 모든 노력은 말을 하려는 순간에 합리적인 디렉션을 사용하려는 시도였고, 이러한 시도가 실제 예전의 사용 습관을 불러와 예전의 본능적이고 잘못된 디렉션으로 되돌아갔다는 의미였다. 이러한 시도가 소용없었던 것은 당연한 결과였다.

이 사실을 깨달은 나는, 나를 사용할 때 성공적으로 원하는 변화를 주기 위해서는, 특히 내가 지향하는 목적을 이루기 위한 '함(doing)'을 디렉션하는 결정적인 순간에, 새로운 경험, 즉 느낌이 아닌 추론이 지배하도록 사용을 디렉션해야 한다는 것을 알았다. 이는 나의 목적을 달성하는 데 최선이라고 추론한 모든 과정을, 비록 그 과정이 틀리다고 느껴질지라도 실행할 준비를 갖춰야 한다는 의미였다. 달리 말해, 내가 추론한 '목적'을 안전하게 달성하는 과정에 대한 나의 신뢰는 옳다고 느끼는 확인이 필요한 절반의 믿음이 아닌 참된 믿음이어야 했다. 나는 무슨 수를 써서라도, 목적을 달성하려는 강렬한 자극에도 본능적인 반응이 자제된 상태를 유지하고 있는지에 대한 구체적인 증거를 얻기 위해 방안을 짜내는 한편, 목적을 달성하려는 결정적인 순간에 새로운 사용을 수행하기 위한 디렉션들을 순서에 맞게 주어야 했다.

이 문제를 해결하기 위해 많은 시도를 하고, 그것의 커다란 가치와 이점을 경험을 하고 나서 나는 마침내 다음의 방안을 짜냈다.●

내가 이루고자 하는 '목적'이 하나의 문장을 말하는 것이라는 전제하에, 나는 전과 동일한 방식으로 시작하되 다음의 내용을 행했다.

❶ 문장을 말하려는 자극에 대한 즉각적인 반응을 모두 자제한다.

● 이론상 단순해 보이는 이 방안은 대부분의 학생들이 실행하기에는 힘들다고 판명되었다.

❷ 말할 때 새롭고 향상된 방식으로 나를 사용하려는 목적에 최선이라고 추론한, 중추주절을 위한 디렉션들을 순차적으로 준다.

❸ 문장을 말하는 목적을 달성하기 위해 이 디렉션들을 사용하는 데 충분히 *익숙해졌다고* 생각될 때까지 계속 이를 유지한다.

이 순간, 그러니까 예전의 잘못된 습관으로 돌아가는 경향이 반복해서 나타난다고 입증된 이 결정적인 순간에, 평소의 과정을 바꿔 다음과 같이 했다.

❹ *새로운 사용을 위한 디렉션들을 계속 유지하는 동안* 나는 멈추어 첫 번째 디렉션을 의식적으로 재고했다. 그리고 '결국 내가 결정한 목적을 달성하기 위해 지금 하는 대로 계속하면서 문장을 말할 것인가, 하지 않을 것인가, 아니면 다른 목적도 함께 달성할 것인가?'라고 자문한다.―*그리고 그 자리에서 새로운 결정을 내렸다.*

❺ 원래의 목적을 달성하지 않기로 결정했다면, *새로운 사용을 유지하기 위한 디렉션들을 계속 주었고,* 문장을 말하지 않았다.

혹은

다른 것을 하기로 목적을 바꿨다면, 예를 들어 문장을 말하는 대신 손을 들기로 했다면, 이 마지막 결정을 실행하기 위한 *새로운 사용을 유지*

하는 디렉션들을 계속 주었고, 손을 올렸다.

혹은

결국 원래의 목적을 달성하기로 했다면, 문장을 말하기 위한 *새로운 사용을 유지하는 디렉션들을 계속 주었다.*

예상할 수 있듯이, 목적을 달성하려는 결정적인 순간에 과정이 변경되는 이 새로운 방침 아래에서, 나는 몇 번이고 본능적이고 잘못된 디렉션과 잘못된 습관으로 되돌아갔다. 나는 그 순간에 멈춰, *새로운 사용을 위한 디렉션들을 주는 일을 중단하지 않고,* 새로운 사용을 어떠한 목적에 쓸 것인지를 새롭게 결정한다면, 이 과정에서 본능적인 디렉션의 과정을 지금까지 숙련된 경험과 반대되는 경험으로 바꿀 수 있다고 추론했다. 그 전까지 어떤 목적을 달성하기 위한 결정(자극)은, 그 목적을 달성하기 위해 습관적으로 사용한 본능적인 디렉션을 유도해, 언제나 동일하게 습관적인 활동을 낳았다. 그러나 *이 새로운 절차에 따라 나를 새롭게 사용하기 위한 합리적인 디렉션이 유지되는 한,* 어떤 목적을 달성하기 위한 결정(자극)은 예전의 습관적인 활동과는 다를 것이다. 예전의 활동은 제어되지 않아서 주어진 목적을 달성할 가능성이 거의 없던 반면, 새로운 활동은 의식적으로 원하는 목적을 달성하기 위해 조절될 수 있으니 말이다.

강조하건대, 이 과정은 개인의 습관화된 본능적인 디렉션 과정에 반할 뿐만 아니라, 인류의 진화 과정 속에서 면면히 습관화된 본능적인 과정에도 반한다.

위의 방침을 바탕으로 실험한 결과, 이 추론은 확고해졌다. 대부분의 경우, 처음의 목적이 아닌 다른 목적을 달성하거나, 단순히 처음의 목적을 달성하지 않기 위해 새로운 사용을 유지하기로 결정함으로써 결국 내가 찾던 구체적인 증거를 얻었다. 즉, 처음의 목적을 달성하려는 자극에 대한 나의 본능적인 반응이 초기에 자제될 뿐 아니라, 새로운 사용에 대한 디렉션을 주는 동안에 그 자제된 상태가 계속 유지되었다. 그리고 다른 목적으로 넘어가거나 원래의 목적을 달성하는 일을 거부하는 동안 새로운 사용 방식을 유지한 경험은, 원래의 목표를 달성해 문장을 말하기로 한 결정적인 순간에 새로운 사용을 유지하는 데 도움을 주었다. 이는 또 '문장을 말하려는' 처음의 결정이 자극으로 작용했던 잘못된 습관적 사용의 영향을 모두 물리칠 수 있게 되었다는 증거이기도 했다. 결국 의식적이고 합리적인 디렉션은 나를 사용할 때 불만족스러운 습관을 유도하는 비합리적이고 본능적인 디렉션을 눌렀다.

상당 시간 이 방침을 연습한 후에, 나는 낭송할 때 잘못된 습관으로 돌아가는 경향에서 벗어나게 되었고, 이것이 인체 기능에 뚜렷한 영향을 미치자 마침내 올바른 길에 들어섰다는 확신이 들었다. 잘못된 습관으로 되돌아가는 경향에서 해방되자, 내 목과 성대의 문제, 그리고 태어날 때부터 앓았던 호흡기와 코 질환에서도 해방되었기 때문이다.

2장
반응을 일으키는
사용과 기능

THE USE OF THE SELF

1장의 경험담에서 밝혔듯이, 실험 중 어느 시점부터 특정한 자극에 대한 나의 반응은 내가 지속적으로 원했던 바와 반대로 나타났다. 그 이유를 알아본 결과, 몸을 사용할 때의 **감각인식**(sensory appreciation, 느낌)은 너무나 신뢰할 수 없는 것이어서, 나의 반응이 옳다고 느껴지지만 사실 그 감각이 목적을 이루는 데 옳지 않은 경우가 허다했다.

내가 이 점에 주목하는 이유는, 여러 해 동안 학생들에게 자신을 사용하는 방식을 개선하고 제어하는 방법을 가르치면서, 정도의 차이는 있을지라도 감각인식은 믿을 수 없다는 점이 모든 사람에게서 발견되었기 때문이다. 또한 나의 경우처럼 사용과 기능에 해로운 영향을 미치고, 그 결과 자극에 대한 반응 방식에도 해로운 영향을 미치게 된다는 사실이 발견되었기 때문이다. 이러한 경험을 통해 나는 진정으로 모든 사람이 지닌 감각인식 오류가 인간의 반응을 제어하는 데 가장 중요한 문제라고 확신하게 되었다.

인간의 반응을 제어할 때 또 하나 중요한 사실은, 중추조절의 발견으로 인해 내 몸의 상태가 전반적으로 좋아졌다는 점이다. 의식적으로 중추조절을 사용해 새로운 사용 방식이 숙달될 단계에 이르렀을 즈음, 낭독을 위해 목소리를 사용하려는 자극이 왔을 때 나는 머리와 목, 성대를 잘못 사용하게 하여 쉰 목소리를 유발하는, 본능적인 잘못된 디렉션을 자제할 수 있게 되었다. 이 잘못된 디렉션을 의식적인 디렉션으로 바꿈으로써 머리와 목, 성대를 새롭게 사용해 쉰 목소리를 방지할 수 있었다.

이는 목소리를 사용하려는 자극이, 예전처럼 머리를 뒤와 아래로 향하게 해 신장을 짧아지게 하는 반사작용 대신 머리를 올리고 신장을 길어지게 하는 만족스러운 반응, 즉 새로운 반사작용을 유도했다는 의미였다.

나는 중추조절을 통해 목소리를 내려는 자극에 대한 반응을 크게 개선하여 쉰 목소리를 방지할 수 있었다. 이 사실은 초반의   70

● 이와 관련해 1928년 성 앤드류스(제임스 매켄지) 재단에서 벡스힐 온 씨(Bexhill-on-Sea)의 A. 머독 박사가 읽은 다음의 논문을 인용하면 흥미로울 것이다. "알렉산더 선생은 인체의 움직임을 전체로서 관찰하는 이론을 세웠고, 그것을 바탕으로 사람들을 치료했다. 그리고 희귀한 통찰력으로 그동안 사용되지 않았던 무의식적 반사작용을 활용했으며, 그것을 새롭고 훈련된 반사작용으로 재창조하여 질병과 진단, 치료에 관한 새로운 관점을 낳는 기초를 다졌다."

경험에서 발견한 실용적인 수단(그 안에서 채택한 절차)을 실행한 결과 자연스럽게 내 습관적인 반응이 '조건화'되었다는 증거다. 그 과정에서 새롭게 바뀐 반응 활동이 사용과 기능을 새롭게 개선시켰다.[*]

실제로 61~65쪽에 설명한 절차를 따라 해서 나는, 그 절차를 수행하는 동안 자극이 일어나는데도, 사용에 잘못된 디렉션을 주어 초래된 해로운 반응 활동을 의식적으로 점검할 수 있다는 증거를 얻었다.[**]

더 나아가, 중추조절에 디렉션을 주는 방법으로 인체 전체의 사용 방식을 개선한 경우, 이 '조건화'의 결과가 충분히 구체화된 형태를 갖출 수 있음을 알 수 있다. 존 듀이 교수가 썼듯이, "과학은 결국 조사를 수행하는 기술이 완벽하느냐의 문제다. …… '그 자체로 마무리되고 완전한 것'이 아닌, 특정한 기법의 결과다."[***]

그러므로 자신의 반응을 의식적으로 조절하는 방식으로도 디렉션을 활용할 수 있다는 점이 입증된 이상, *자기를 사용할 때 본능적인 디렉션을 의식적인 디렉션으로 바꾸는* 일이 무엇보다 중요하다. 이제 이러한 변화를 낳는 수단에 대한 지식이 모든 교육에서 가늠할 수 없는 가치를 지니는 이유를 이해하리라고 믿는다.

이미 밝혀졌듯이, 나 자신의 어려움을 해결하면서 얻은 경험이

[**] 이 절차에 따르면 피험자는 어떠한 목적을 달성하려는 진행과정을 위해 디렉션들을 의식적으로 주면서 시작한다. 그리고 이 목적을 달성하려는 결정적인 순간에 애초의 목적 혹은 다른 목적을 달성하기 위한 이 진행과정들을 사용할 것인지에 대해 새로운 결정을 내린다.

[***] 『경험과 자연(Experience and Nature)』 (Open Court Publishing Co., 1926)

내가 학생들의 어려움과 요구를 실제로 해결하는 데 엄청난 도움이 되었다. 무엇보다도 경험을 통해 나는, 학생들이 자신의 인체 기관의 기능이나 체계, 반응을 *직접적*으로 제어하게 할 수는 없지만, 의식적으로 중추조절을 사용하도록 가르쳐 전반적인 기능을 *간접적*으로 제어하는 방법을 사용하게 할 수 있음을 배웠다. 나의 테크닉을 사용하면서 경험을 통해 이러한 원리를 채택하는 것이 옳다고 밝혀졌고, 아직까지 그렇게 하지 않을 이유를 발견하진 못했다. 실제로 경험이 쌓이면서 나는 다음과 같이 확신했다. 인체를 사용하며 감각인식의 수준을 높이는 작업을 할 때, 다양한 차원에서 인간의 반응 조절의 문제를 다루는 사람 모두가 의식적인 디렉션을 개발하는 일을 가장 중요하게 생각해야 한다고. 그렇지 않으면 의식적인 조절, 또는 '조건화'된 행동이라 부르는 방법을 개발할 가능성이 없다.

인간의 반응을 논할 때에는 인간 활동의 일반적 특성을 전제로 한다. 인간의 활동은 기본적으로 내부나 외부로부터 받아들이는 자극에 대해 끊임없이 반응하는 과정이다. 막 태어난 아기의 첫 호흡은 호흡 중추가 받은 자극에 대한 반응이며, 그 아기는 자극을 받고 자극에 반응할 수 있는 동안에만 살아 있는 유기체다. 감각 72

을 통하지 않고 자극을 받을 수 있는 인간은 없다. 감각이 차단되어 자극을 받을 수 없다면 어떠한 반응도 할 수 없고 따라서 활동도 불가능해지며 종국에는 생명이 멈출 것이다.

모든 행위가 감각을 통해 받은 자극에 대한 반응이라고 인식한다면, 어떠한 행위라도 완전히 '정신적'이거나 완전히 '육체적'이라고 설명할 수 없다. 기껏해야 어떤 행위에서 '정신적'인 부분 혹은 '육체적'인 부분이 지배적이라고 말할 수 있을 뿐이다. 예를 들어, 많은 사람이 별 생각 없이 '육체적'인 행위라고 여기는 팔을 드는 행위를 살펴보자. 팔을 올리려는 자극을 받는 일과 그 행위를 수행하는 일 사이에서 무슨 일이 일어나는지 생각해 보라. 대부분 습관적으로 '육체적'이라고 여기는 과정뿐 아니라 '정신적'이라고 여기는 과정이 결합해 활동이 일어난다는 것을 알 수 있다. 팔을 올리려는 자극을 받으면 우리가 아는 대로 팔을 드는 행위의 '정신적'인 개념이 결과로 나타난다. 이 개념에 또 다른 '정신적'인 과정이 뒤따르는데, 이는 팔을 올리려는 자극에 반응하기를 동의하거나 동의하지 않는 과정이다. 여기에 동의하지 않는다면, 팔을 드는 결과를 낳는 반응은 자제되고, 팔은 들려지지 않는다. 그러나 만약 동의하게 된다면, 팔을 드는 행위에 필요한 디렉션이 작동되어, 수축되고 이완되는 각각의 근육군에 메시지가 전달되고, 마침

내 팔이 들려진다.

여기서 가장 중요하게 기억할 사항은, 대부분의 경우 우리가 자신을 사용할 때 주는 디렉션은 습관적이고 본능적이므로, 무언가를 하려는 자극에 대한 반응에 동의가 이루어지면, 즉 만족스러운 수행을 위해 인체를 어떻게 사용할지에 대한 디렉션을 전혀 염두에 두지 않으면, 말하자면 '본능적으로' 수행을 하게 된다는 점이다.

애석하게도, 신뢰할 수 없는 감각인식이 보편화되면서*, 이러한 본능적인 디렉션이 시간이 갈수록 점점 잘못된 디렉션이 되어, 내 경우에서 입증되었듯이, 기능과 그에 따른 반응에 해로운 영향을 미치게 된다.

이러한 불만족스러운 반응은 이른바 '정신적'인 결함, 장애, 질병과 같은 증상으로 드러나며, 이는 또한 인체 전체가 잘못 사용되고 기능하고 있다는 표시다.** 이러한 '증상'들이 드러났던 내 경험을 통해 나는 인체를 사용할 때 새롭고 만족스러운 디렉션을 도입해 관련 기능이 개선되면, 이러한 증상들이 그 과정에서 서서히 사라져 건강하고 만족스러운 반응으로 대체되는 경향이 있다는 것을 알게 되었다. 따라서 모든 구체적인 증상에 대처하는 일차적인 방법은 잘못된 사용과 기능을 유도하는 잘못된 디렉션을 방지

74

● 이는 내 연구 중에 밝혀진 사실이다.(1장 48~50쪽에 잘 설명되어 있다.)

●● 나는 인체에 '사용과 기능(use and functioning)'이라는 구문을 사용할 때마다 이해하기 쉽게 설명하고 싶은데, 이는 흔히 생각하는 기계적인 활동을 의미하지 않는다. 이 구문 안에는 개념이나 이해, 보류 혹은 동의, 생각, 추론, 지시 등으로 규정한 것들과 관련된 인간 활동의 모든 현상이 포함된다. 이러한 활동은 인체의 사용, 그리고 기능과 분리될 수 없기 때문이다.

하고, 대신 인체 전체의 사용과 기능을 개선하는 수단으로서 새롭고 만족스러운 디렉션을 확립하는 일이다.

이 간접적인 절차는 인체의 통합성이 눈에 보이지 않는다는 원칙에서 기인한다. 그리고 지금까지 내가 정의하려고 노력했듯이, 결합된 활동으로서 인체 사용에 실제 디렉션을 줄 수 있는 방법을 안다면 통합의 원칙은 영구히 적용된다. 하지만 이 원칙에는 또 다른 면이 있다. 바로 통합에는 부분의 변화가 전체의 변화를 의미한다는 속성이 있다는 점이다. 인체의 부분들은 매우 긴밀하게 연결된 통합체로서 어느 한 부분이라도 변경되어 다르게 작동한다면, 전체 매커니즘에 영향을 줄 수밖에 없다. 이는 인체의 통합적인 사용에 결함이 있는 경우, 이 잘못된 사용을 바꾸고 개선하지 않는 한, 결함을 뿌리 뽑기 위한 어떠한 시도를 하더라도 다른 어느 곳에서 반드시 불균형이 생긴다는 뜻이다.***

질병이나 장애를 진단하고 해결해야 하는 사람들은 이러한 위험을 좀처럼 인식하지 못한다. 하지만 이것은 겉보기에 성공적으로 보이는 치료에서도, '치료'의 과정에서 특정한 치료로 인해 잘못된 증상이 발생했을 경우, 눈에 쉽게 띄지는 않지만 더욱 해로운 다른 결함이 인체의 다른 부분에 발생한다는 것으로 증명할 수 있다. 이는 성경에 나오는 일곱 귀신 이야기와 흡사하다.****

*** 4장의 108~109쪽을 보라

**** 이와 관련해 골프 전문가로 유명한 E. 홀더니스 경이 1928년 3월 17일 《이브닝 스탠다드(Evening Standard)》에 쓴 기사를 비교해 보면 매우 흥미롭다.
"어느 남자의 실제 이야기다. 골프를 칠 때 공이 항상 오른쪽으로 휘는(슬라이스) 통에 낙심한 그는 전문가를 찾았다. 전문가는 손쉽게도 왼손을 클럽 위에, 오른손은 아래에 놓으라고 조언하며, 자신감을 갖고 열심히 운동하라고 말했다. 놀랍게도, 슬라이스는 사라졌고 어느 날 오후 그는 멋지게 공을 날렸다. 하지만 그 하나의 귀신 대신 일곱의 귀신이 들어왔다.(우리 식으로 표현하면 '여우 피하려다 호랑이 만난 격이 되나는 학생들을 가르치면서, 인체의 사용 방식과 인체 전반의 기능 수준이 밀접하게 여관되므로 인체 작용의 통합 원리에 기초하지 않은 진단은 완전할 수 없다는 사실을 배웠다.

다음 장에서는, 다양한 영역의 신체 전문가들이 결함이나 장애를 고치려고 찾아온 사람들을 진료할 때 이러한 원칙을 인식하지 못하여, 결국 불완전한 진단으로 이어지고, 그 방식에 상관없이 의사의 능력이 심각하게 제한된다는 내용에 대해서 이야기할 것이다.

어떠한 절차를 공정하게 판단하는 일은 그 판단의 근거가 되는 기본 원칙을 점검할 때 가능하며, 원칙에 오류가 있다면 그 절차는 장기적으로 반드시 실패할 것이다. 따라서 내가 지금 제안하는 실행 절차가 그러한 원칙에 의해 판단되기를 희망한다.

어 버렸다.'인데, 마태복음 12장의 "이에 가서 저보다 더 악한 귀신 일곱을 데리고 들어가서 거하니 그 사람의 나중 형편이 전보다 더욱 심하게 되느니라."라는 구절을 비유한 듯하다.―옮긴이) 몇 주, 몇 달 동안 그는 능숙한 손과 반대 방향으로 공이 휘는 '풀(pulls)'과 공이 낮게 나는 '스머더(smothers)'로 속을 썩였다. 그의 마지막 상태는 처음보다 더욱 악화되었다.

3장
공을 주시하지 못하는
골프 선수

·
·
·
·

THE USE OF THE SELF

성적이 신통치 않은 골프 선수가 실력을 향상시키고자 코치에게 조언을 구한다고 가정해 보자. 그가 공을 치는 모습을 본 코치는 여러 문제 중에 그가 공을 주시하지 못한다는 점을 지적하며, 타법이 좋아지려면 공에서 눈을 떼면 안 된다고 강조할 것이다. 이에 그는 기꺼이 코치의 조언에 따라 경기를 하지만, 아무리 노력을 해도 결국 공에서 눈을 떼고 만다.

이 상황에는 몇 가지 논의할 만한 문제가 있다. 하지만 일단 코치의 진단과 조언, 그리고 선수가 그 조언을 따를 때 절차의 기반이 되는 원리에 대해서만 생각해 보자.

곧바로 몇 가지 질문이 떠오른다.

❶ 코치가 하지 말라고 하는데도 이 골프 선수가 공에서 눈을 떼는 이유는 무엇일까?

❷ 공에서 눈을 떼지 않겠다고 스스로 결심한 선수가 계속 공에서 눈을 떼는 이유는 무엇일까? 왜 그의 의지는 결정적인 순간 실현되지 못할까?

❸ 코치의 가르침을 따르고 싶은 욕구와 '의지'에도 불구하고, 불가항력적으로 유혹하여 눈을 떼도록 만드는 자극은 무엇일까?

이에 답하기 위해서 우리는 질문들을 서로 연관시켜야 할 것이다. 질문들이 그렇듯 답들도 서로 밀접하게 연관되니까 말이다.

첫 번째 질문을 살펴보자.

이 골프 선수는 공을 칠 때 기존의 습관적인 방식으로 몸을 사용하는 동시에 '공을 주시하라.'는 모두가 인정하는 골프 기술로 눈을 제어하려고 노력했으나, 결국 실패하고 말았다. 우리는 이것을 습관적 사용이 잘못 디렉션되었다고 결론지을 수 있다. 이는 골프 선수가 공을 주시하지 못한 탓에 공을 잘 치지 못한다는 코치의 말에서 실제로 확인할 수 있다.● 80

● 물론 다른 부분의 잘못된 사용이 골프 선수의 문제에 더 직접적인 영향을 미칠 수도 있다. 하지만 예시를 위해 눈의 잘못된 사용을 골랐다. 전문가들은 만장일치로 공을 주시하지 못하는 것을 좋은 타격을 방해하는 가장 흔하고 지속적인 이유 중 하나로 꼽는다.

코치의 가르침에 따르려는 의도와 의지에도 불구하고 계속 공에서 눈을 떼는 이유는, 그 선수가 확고부동한 '목적 지향자(end-gainer)'이기 때문이다. 그는 다음과 같은 습관을 갖고 있다. 목적을 달성시키는 진행과정을 충분히 고려하지 않은 채 '시행착오'를 반복하는 방식으로 목적을 향해 곧바로 돌진한다. 이 경우, 그의 목적이 공을 잘 치는 것이라는 점에는 의심의 여지가 없으며, 이는 곧 그가 경기를 시작하는 순간, 공을 가장 잘 치기 위해서 인체를 어떠한 방식으로 사용할지 고려하지 않고 목적을 향해 곧바로 움직인다는 의미이기도 하다. 그 결과 그는 습관적 사용 방식에 따라 공을 친다. 습관적 사용으로 인한 잘못된 디렉션 때문에 눈을 잘못 사용하여 공에서 눈을 떼고 제대로 치지 못하게 되는 것이다. **'목적 지향(end-gaining)'**의 습관에 지배받는 한, 그는 동일하게 자신을 잘못 사용하여 '공을 잘 치려는' 자극에 반응하고, 공에서 계속 눈을 떼게 될 것이다.

그가 공을 잘 치려고 노력할 때마다 이 과정은 되풀이되어 공을 잘 칠 때보다 못 칠 때가 훨씬 많아지는 결과를 낳는다. 그리고 스스로 잘못을 자주 저지른다고 느끼는 사람들이 늘 그렇듯이 이유도 모른 채 감정적으로 불편하고 혼란스러워진다.●● 그가 경기를 즐길 만큼의 확실성을 갖고 코치의 가르침을 수행할 수 없다고

●● 언제나 무언가를 할 때 노력은 하지만 성공하지 못했을 경우, 건강한 반응에 도움이 되지 않는 심란한 마음을 경험하는 경향이 있다. 이 이유 하나만으로도 코치의 가르침을 따르려고 노력했으나 성공하지 못한 골프 선수는 자신의 연습 계획을 재고해 보아야 한다.

생각할수록 이 감정 상태는 더욱 악화된다. 그 결과 공을 잘 치기 위해 어느 때보다 열심히 노력하게 되고, 결국 인체의 메커니즘을 잘못 사용하는 예전의 방법으로 되돌아가 또다시 공에서 눈을 떼고 만다.

그렇게 실패를 거듭 경험한 골프 선수라면 다른 원칙을 세워 공을 칠 수 있을 거라고 추정해 볼 수 있을 것이다. 하지만 내가 가르친 경험에 따르면, 여기서 이 골프 선수가 공을 치는 방식은 아무리 결점을 고치려 노력해도 자신을 잘못 사용하여 결국 성공하지 못하는 다른 사람들의 방식과 전혀 다르지 않다. 이상하게 들리겠지만, 늘 내가 발견한 바로는, 자신을 잘못 사용하는 학생은 다른 모든 활동에서 자신을 잘못 사용할 뿐 아니라, 잘못된 사용을 지적 받은 후에도 계속 잘못 사용한다. 그리고 그는 지속적인 잘못된 사용이 실패의 원인임을 경험으로 알게 된다.

이 분명한 모순은 설명이 가능하다. 여기에 대해 설명하면서 이 골프 선수뿐 아니라, 아주 많은 사람이 세상에서 가장 강한 '의지'를 갖고 있는데도 이미 알고 있는 자신의 잘못을 스스로 고칠 수 없는 근본 원인을 알려 주고자 한다.

골프 선수는 골프를 포함한 모든 활동에서 자신의 신체를 습관적으로 사용한다. 이것은 항상 어떠한 감각경험(느낌)을 동반하는

82

데, 습관적 사용이 평생 쌓였기 때문에 그는 이 경험에 익숙하다. 더 나아가, 그 익숙함으로 인해 감각경험은 '옳게 느껴지며', 그래서 그는 그 경험을 반복하는 데 상당한 만족을 느낀다. 그러므로 '공을 잘 치려고' 할 때, 골프채를 휘두르며 공에서 눈을 떼는 것은 물론 다른 잘못된 습관적 사용을 하게 된다. 이러한 사용을 불러오는 감각경험이 익숙하고 '옳게 느껴지기' 때문이다.

한편, 공을 칠 때 공을 주시하는 메커니즘을 사용하면, 이는 그의 습관적 사용에 완전히 반하며, 낯설고 '잘못으로 느껴지는' 감각경험이 유발된다. 그러므로 그러한 디렉션에서는 감각 자극을 받지 않는다고 말할 수 있다. 그가 받은 모든 감각경험들은 잘못된 사용을 동반하는 익숙한 감각경험을 반복하는 디렉션 안에 있으며, 이는 그의 '의지'에서 비롯되는 이른바 '정신적'인 자극을 이긴다. 달리 말하면, 익숙함의 유혹이 너무도 강해 그는 옳게 느끼는 습관적 사용만 하게 된다.

이는 놀랄 일이 아니다. 목적을 달성할 때 어떤 희생을 치르더라도 습관적 사용을 하려는 골프 선수의 욕구는, 그에 수반되는 익숙한 감각경험으로 말미암아 아주 오랜 세월 동안 면면히 개발된 인류의 유산, 곧 본능적인 욕구이기 때문이다. 따라서 목적을 달성하는 데 있어 '옳게 느끼려는' 욕구는 그의 일차적인 욕구인 반면,

공을 잘 치려는 욕구는 새롭고 아직 개발되지 않은 이차적인 욕구이다. 이 점은 그가 공을 잘 치려는 욕구로 시작을 할지라도, '옳게 느끼는' 감각경험을 반복하려는 그의 욕구가 습관적인 방식으로 계속 자신을 사용하려는 자극으로 작용한다는 사실로 입증된다. 공을 잘 치려는 새로운 욕구가 결코 충족되지 못하는데도 말이다.

공을 주시하라는 코치의 가르침을 실행하려는 선수의 욕구는 여전히 새로운 욕구이며, 결과적으로 이 두 욕구가 서로 비교되면서 강한 긴장이 유발된다. 이때 새로운 욕구 쪽이 실행될 가능성은 훨씬 적다. 첫째, 새로운 욕구를 일으킨 자극은 그 자신의 내부가 아닌 코치라는 외부에서 온 것이며, 둘째, 이 가르침은 선수의 잘못된 사용 방식을 고치려는 목적에서 만들어졌기 때문에 이미 그의 잘못된 습관적 사용의 욕구에 반하는 것이다. 그러므로 앞서 설명했듯이 무엇을 하든 지배적인 영향력을 미치는, 잘못된 습관적 사용을 하려는 선수의 욕구와 곧바로 갈등을 일으킬 수밖에 없다. 이렇게 이 두 욕구 간의 갈등은 서로 불균등해지며, 결국 코치의 가르침을 이행하려는 선수의 욕구는 무시된다.[•]

그가 계속 공에서 눈을 뗄 때 공을 잘 치지 못하는 이유뿐만 아니라, 실패를 반복하는데도 '목적 지향'을 포기하지 않고 다른 방법을 강구하려는 이유는, '옳게 느끼지만' 사실상 목적에 맞지 않는

[•] 다음 내용을 꼭 기억하기 바란다. 코치의 말에 따르려는 욕구가 클수록 노력을 기울이고자 하는 그의 의욕도 더 클 것이다. 그리고 이를 행동에 옮기려는 의도 때문에 공을 칠 때 근육을 과도하게 긴장했던 습관이 더욱 강화되어, 공을 잘 칠 가능성은 훨씬 줄어든다.(88쪽 주석 참조)

사용 방법으로 목적을 달성하려는 그의 욕구가 지배적인 영향을 미치기 때문이다.

지금까지 코치의 가르침에 따르려는 골프 선수가 잘못된 원칙을 바탕으로 노력한다는 점을 설명했으니, 이제 그 코치의 가르침의 기본 원리를 점검해 보자.

'공을 계속 주시하라.'고 가르친다는 사실로 미루어 이 코치는 선수의 눈을 조절하는 메커니즘이 제대로 작동하지 않음을 인지했다고 볼 수 있다. 하지만 이 문제에 대해 코치가 선수에게 '공을 계속 주시하라.'고만 말하는 것은 선수의 눈 기능이 잘못되었다는 점과 인체 전반의 사용 방식에 잘못된 디렉션이 주어졌다는 점을 연결하지 못한다는 의미다. 즉 그가 선수를 진단하고 교정할 때, 인체를 부분이 전체의 영향을 받는 하나의 통합체로서 바라보는 시각이 없다는 것이다. 따라서 코치의 진단은 불완전하며, 조언자로서 제한된 효용성만 가진다고 말할 수 있다.

인간의 활동에서 디렉션이 잘못되었다는 증거는 모든 영역에서 발견된다. 골프 선수가 겪는 어려움에서 진정으로 주목할 사항은, 이 것이 골프에만 한정되지 않는다는 점이다. 즉 이는 다양한 활동에서 방해물이 되는 결함을 고치려고 하거나 무언가를 만족스럽게 하려고 노력하지만 성공하지 못하는 사람들 모두가 경험하는 어려움이다.

사용에 잘못된 디렉션을 주는 일은, 펜을 들자마자 글을 써 내려가는 바람에 손가락이 과하게 경직되어 손가락 대신에 팔이 움직이고 얼굴까지 일그러지는 사람에게서도 발견할 수 있다. 또한 공연을 위해 팔이나 다리, 혹은 둘 다를 움직여야 하는 사람들은 불필요하고 해로운 방식으로 후두를 눌러 목의 근육을 과도하게 긴장시킨다. 무대 위에서 읽거나 노래 부르거나 말하는 사람들은 평소 걷거나 서 있을 때는 코로 숨을 들이쉬지만, 공연을 할 때는 문장을 말하기 시작할 때마다 입으로 숨을 '빨아들인다.' 운동선수들은 프로건 아마추어건 어떠한 특별한 노력을 기울일 때마다 목의 근육을 심하게 긴장시키고 머리를 과도하게 뒤로 젖힌다.

이러한 것들은 그저 무작정 애를 쓰는 일이며, 여기서 우리는 필요한 동작을 할 때의 인체 사용이 그 목적을 달성하는 데 최선은 아니라는 점을 알 수 있다.

결국 모든 형태의 활동에서 인체를 사용해 움직이는 일은, 우리의 디렉션이 만족스러운지 불만족스러운지에 따라 그 결과가 달라질 것이다. 디렉션이 만족스러우면, 인체는 다른 부분을 사용할 때도 팔과 손목, 손, 다리, 발, 눈 등이 함께 움직여지는 하나의 유기적 통합체로서 그 만족스러운 사용이 보장될 것이다. 하지만 디렉션이

86

잘못되면, 이 메커니즘의 만족스러운 사용을 마음대로 구사할 수 없다. 이는 공을 주시하고 싶지만 그러지 못하는 골프 선수의 상황과 같다.

자 이제, 인체의 통합성에 주목하여 내가 '진행과정'이라고 부르는 원칙에 기초해 가르치는 코치가 골프 선수의 문제를 어떻게 해결하는지 살펴보자. 현재 상태의 원인을 추론하고, 원하는 목적을 얻기 위해 직접적으로 노력하는 것이 아닌 간접적으로 노력하는 과정에 기초해서 가르치는 코치 말이다.[•]

우선 그 코치는 골프 선수가 공을 잘 치지 못하는 원인을 이렇게 진단할 것이다. 공을 주시하지 못하는 것과 같은 구체적인 문제가 아니라 인체를 습관적으로 사용하는 잘못된 디렉션에 그 원인이 있다고. 공을 주시하지 못하는 것은 잘못된 디렉션에서 비롯되는 증상일 뿐, 공을 잘 치지 못하는 원인은 아니라고 말이다. 선수가 공을 치는 순간, 그의 모든 활동에서 이미 습관적으로 동일하게 나타나던 잘못된 사용, 즉 그가 방지하고 싶었던 공에서 눈을 떼는 행동이 또다시 나타나는 것을 코치는 목격하게 될 것이다. 이를 통해 공에서 눈을 떼는 일 자체가 아니라 스스로의 패턴화된 '잘못된 행동'에서 선수의 문제가 비롯된다는 것을 코치는 알 수

[•] 『개인의 적극적이고 의식적인 조절』 10쪽의 주석과 비교하라.

있다.

이렇게 진단을 내린 코치는, 공을 주시하라는 특정한 지침만으로는 이를 해결할 수 없다는 사실을 이해하게 될 것이다. 왜냐하면, 자신을 사용할 때 잘못된 디렉션을 하는 선수가 기울인 '의지력'이 잘못된 방향으로 사용되어*, 그가 그러한 지침을 수행하려고 노력하고 성공 '의지'를 불태울수록 사용은 잘못 디렉션되어 공에서 눈을 뗄 가능성이 커지기 때문이다. 따라서 코치는 선수가 잘못된 디렉션을 하지 않도록 가르치는 방법을 찾아야 한다고 결론 내릴 것이다. 그리고 선수가 목적을 달성하기 위해 공을 잘 치려는 순간에 이 잘못된 디렉션이 시작되는 것을 목격했기 때문에, 그 첫 번째 단계는 분명 선수가 '공을 잘 치려고 노력하지' 않도록 하는 일이 될 것이다.

코치는 선수에게 그가 언제나 잘못된 습관적 사용 방식 때문에 공을 잘 치려는 자극에 즉각적으로 반응하지만, 이 즉각적인 반응을 방지한다면 반응과 동시에 잘못된 디렉션을 주어 목적 달성을 방해하는 일을 방지할 수 있다고 설명해야 한다. 코치는 공을 잘 치게 만드는 모든 행위 중에서 *가장 먼저* 이 방지의 행위를 선수에게 강조해야 한다. 그래야만, 선수가 잘못 디렉션된 습관적 사용을 자제함으로써 인체를 새롭게 사용하고 공을 주시하는 진행

● 얼마 전 교수 한 명이 자기 여제자의 실력이 얼마나 향상되었는지 보고 싶어서 친구 한 명과 함께 내 수업을 참관했다. 그는 "이 제자를 가르치는 데 어려움이 전혀 없을 겁니다. 열성적이고 당신을 몹시 돕고 싶어 하니까요."라고 말했다. 나는 거기에 이렇게 답했다. "어려움이 있습니다. 바로 '의지'의 폐해죠." 이 말에 그 친구는 겁이 난 듯 제자의 두 손을 떠받치며 외쳤다. "비록 잘못일지라도 '의지력'을 발휘하는 편이 그러지 않는 것보다 확실히 낫습니다." 이에 나는 '무언가 잘못되었다는 것'은 어딘가에서 디렉션이 잘못되었다는 뜻이라고 말했다. 그리고 이 제자는 잘못된 디렉션 안에서 에너지가 증가되고 있는데도 불구하고, 거기에다가 '의지력'이라는 자극을 추가하는 것이 정말로 이로울 거라고 생각한다고 지적했다. '자발성'이나 '노력'을 효과적으로 만드는 것은 '자발성'이나 '노력'의 정도가 아니라, 에너지가 디렉션되는 방식이다.

과정을 익혀 공을 잘 치는 방법을 개발하도록 유도할 수 있기 때문이다.

인체의 작용을 통합적인 관점에서 보는 교사가 교수법의 기초로 삼은 '진행과정'의 원리를 이해하려면, 원하는 목적을 달성하거나 골프공을 치는 일과 같이, 무언가를 하는 일은 인체의 작용을 이용해 연속된 예비 행위들을 디렉션하고 수행하는 것임을 알아야 한다. 따라서 인체를 사용할 때 원하는 목적을 만족스럽게 달성하기 위하여 디렉션이 필요하다면 그 디렉션은 연속된 예비 행위들과 상응하는 연속된 행위들 안에서 이루어져야 한다는 점을 인식해야만 한다. 만일 이 연속된 어느 시점에서 디렉션의 사슬이 끊어져 사용이 잘못 디렉션된다면, 다음에 이어지는 연속 행위도 모두 잘못될 것이며, 결국 원하는 방식으로 목적을 달성하지 못하게 될 것이다.(예를 들어, 골프 선수는 공을 잘 치지 못할 것이다.) 오늘날 인체를 사용할 때에는 대부분 추론이 아닌 본능으로 디렉션된다. 이러한 본능적인 디렉션이 잘못된 사용으로 이어지는 경우, 목적을 달성하기 위한 연속된 모든 예비 행위가 인체를 잘못 사용하게 하는 본능적인 디렉션의 연속선상에서 이루어지므로, 결과적으로 잘못된 행위가 연속으로 나타날 것이다.●●

89

●● 『개인의 적극적이고 의식적인 조절』 264쪽 이하 참조.

'진행과정'을 이용해 학생의 새로운 디렉션 방식을 개발하려는 교사는 이 점을 반드시 고려해야 한다. 그는 가르치면서 이러한 예비 행위들이 과정인 동시에 목적이지만 독립된 목표는 아니라는 점을 인식해야 한다. 이 행위들은 '동시에 그러나 순차적'으로 수행되어 함께 작용하는 연속 행위가 되기 때문이다.* 그는 연속 행위의 통합성을 유지하기 위해서는 두 번째 행위를 디렉션하는 동시에 첫 번째 행위를 계속 디렉션하며, 이와 같은 식으로 연속된 행위를 하는 동안 모든 예비 행위가 연결된 순서로 계속 수행되어 최종 목적이 달성되어야 한다고 학생에게 강조해야 한다.

그렇다면 새롭고 만족스러운 디렉션을 익히는 과정에서 '진행과정' 원리를 실천할 수 있는 테크닉은 정확히 무엇일까?

지금 이 테크닉의 기본적인 개요 이상을 설명하기는 불가능하다. 자신을 사용할 때 새로운 디렉션을 습득하는 과정에 있는 학생이 겪는 감각경험은, 프로 골프 선수가 공을 세게 칠 때의 감각경험을 자신의 학생에게 최대한 상세히 설명한다고 해서 학생이 그 경험을 그대로 재현할 수 없듯이, 문자나 말로 전달될 수 없기 때문이다. 일단, 자신을 사용할 때 인체의 모든 작용을 조절함으로써 복잡한 인체를 비교적 단순하게 제어하게 만드는 중추조절을 발견한 1장의 실험 내용을 다시 읽기를 권한다.

---

* 이는 비행기에서 기관총이 발사되는 과정과 흡사하다. 그 장치는 연속적으로 발사된 총알이 1분에 1500번 회전하는 프로펠러 날개 사이를 통과해 지나갈 만큼 잘 조직화되어 있다.

고인이 된 위트레흐트 대학의 매그너스 교수가 '중추조절(central control)'이라고 칭한 이 기본적인 조절은 인체의 나머지 부위에 영향을 미치는 머리와 목의 특정한 사용(상호관계성 안에서의 사용)을 의미한다. 잘못된 습관적 사용을 유도하는 본능적이고 잘못된 디렉션을 학생이 자제했을 때, 교사는 학생의 중추조절에 '우선적인 디렉션(primary direction)'을 줌으로써 새로운 사용의 경험이 쌓이게 해야 한다. 교사가 **핸즈온(hands-on)**을 하는 동안, 학생은 그가 바라던 새로운 경험을 스스로의 몸에 투사할 수 있다. 이 경험은 처음에는 낯설지라도 반복을 통해 익숙해질 것이다.

그다음으로 교사는 학생이 *첫 번째 디렉션을 유지해야 하므로* 그에게 두 번째 디렉션을 준다. 그때 학생은 두 번째 디렉션을 주고, 교사는 그에 상응하는 활동을 불러오는 핸즈온을 한다. 이 결합된 과정을 통해 학생은 또다시 자신을 사용할 때 요구되는 새로운 경험을 익힌다. 그리고 이 새로운 경험은 처음에는 낯설지라도 반복을 통해 익숙해질 것이다.

이러한 절차와 방식으로 두 개의 디렉션과 그에 상응하는 활동은 서로 연결되고 그 연결은 유지될 것이다. 그리고 원하는 변화를 가져오기 위해 이후에도 디렉션이 계속 필요하다면, 이 결합된 절차를 똑같이 진행해야 한다.

교사와 학생이 이러한 방식으로 계속 작업하면서 '진행과정'의 원리에서 절대 벗어나지 않는다면, 이윽고 학생은 인체를 사용할 때 자신이 원하는 방향의 디렉션을 확실히 익히게 될 것이다. 그리고 이러한 경험들이 익숙해져 모든 활동에서 새롭고 만족스러운 사용이 확고하게 자리 잡을 때까지 그 과정을 반복하기만 하면 된다.

이 단계에 도달하면, 학생이 사용 방식을 개선해 기능의 수준이 개선되며, 그 과정에서 눈의 불만족스러운 사용처럼 원하지 않는 특정한 증상들도 사라질 것이다. 이는 곧 골프 선수가 원할 때 공을 주시할 수 있다는 의미다. 이는 결국 그가 '하고자' 하는 것을 확실히 하도록 만드는 새롭고 믿을 만한 '소통 방식'이 정해지기 때문이다. 간단히 말해, 그의 '의지'가 힘을 발휘하게 될 것이다.

목적 지향적인 사람이 진행과정에서 겪는 어려움

그동안 이 과정이 보통 사람에게 너무 길고 오래 걸린다는 반대 의견이 종종 있었다. 물론 나는 공을 주시하지 못하는 골프 선수가 자신의 잘못된 사용 방식을 바꾸지 않고서도 공을 잘 치고 싶은 욕구를 자제하는 법을 찾을 수 있다면, 그가 공을 주시해 성

● 이 점은 경기 중 골프 선수가 겪는 다른 어려운 문제에도 동일하게 적용된다.

공적으로 칠 수 있을 거라고 생각한다.● 하지만 여러 해 동안 자신을 잘못 사용하는 학생들을 가르치면서, 목적을 곧바로 달성하려는 욕구를 자제해 이러한 불만족스러운 사용을 바꾼 학생은 한 명도 보지 못했다. 비록 학생들이 불만족스러운 인체의 사용과 기능을 만족스럽게 바꿀 수 있는 진행과정을 인식하고, 그 과정을 통해 자신의 구체적인 결함을 간접적으로 극복할 수 있다고 인식했다 할지라도 말이다. 교사나 학생들은 대부분 목적을 곧바로 달성하려는 욕구가 너무나 강렬한 탓에 이러한 '진행과정'의 혜택을 알아보고 만족해하지 못했다.

이 때문에 나는 무엇보다도, 이를테면 *어떤 사람의 사용과 기능이 불만족스러운 단계에 있을 때, 그의 '목적 지향' 습관이 교수법을 배워서 문제를 해결하려는 그의 의도를 방해하는 요인이 된다*고 강조하고 싶다. 어떠한 분야에서든, 평범한 교수법으로는 이러한 방해 요인을 해결할 수 없다. 사실 일반적인 교수법은 '목적 지향'을 권장하는 경향이 있다.●● 공을 주시하라는 지침은 골프 선수의 특정한 결함을 뿌리 뽑을 목적으로 교사들이 일반적으로 하는 구체적인 조언이다. 앞서 경우에서 보았듯이, 이 지침은 학생이 목적을 달성하기 위해 어느 때보다 더 열심히, 그리고 한층 잘못된 방향으로 노력하여 잘못된 디렉션을 하게 만드는 자극이다.●●●

●● 이 비판은 모든 스포츠와 게임, 체육, 율동 체조, 춤, 노래 등을 가르치는 교사가 사용하는 교수법에 적용된다.

●●● 학생이 인체 전체의 사용과 기능에서 만족스러운 디렉션을 즉시 회복할 수 있다고 가정하더라도, 목적을 달성하려는 학생의 습관은 여전히 행동에 남게 된다. 그러므로 새롭고 낯선 디렉션을 사용해 공을 치려는 순간, 과거의 익숙한 사용을 행하게 되고, 이는 이미 습관이 된 잘못된 디렉션을 불러와, 그는 공에서 눈을 떼고 잘 치지 못하게 될 것이다.

이러한 '목적 지향'의 습관은 뿌리가 몹시 깊어 교수법이 '진행 과정' 원칙에 근거했더라도 심각한 어려움을 초래한다. 아무리 단순한 절차라 할지라도 교사와 학생 모두가 결합된 절차의 매 단계에서 내가 정립한 진행의 원칙을 엄격하게 준수해야만 이 어려움을 극복할 수 있다. 다시 말해, 정한 목적을 만족스럽게 달성하는 수단으로서 생각해 낸 일련의 행위들에서, 자신이 하고자 하는 첫 번째 행위를 목적으로 여기지 말고, 두 번째 그리고 그 이후의 행위를 수행하기 위한 예비 단계로서 디렉션을 계속 주고 수행해야 한다.

나는 학생들을 매일 가르치면서, 이렇게 연결된 작업을 할 때 그 진행과정의 원리를 '머리', 즉 인지적으로 이해하고 그 이론에 완전히 동의하기만 하면 실제로 행하는 데 어려움이 없을 거라는 생각이 가장 큰 걸림돌임을 알게 되었다.[●] 학생이 '진행과정' 절차의 개념을 '머리'로 시작할 수 있는 건 사실이지만, 내 경험에 따르면, 그러한 절차 안에서 무언가를 한다는 생각이 학생의 머리에 떠오르는 순간, '목적을 달성'하려는 그의 습관으로 인해 옳게 *느끼는 습관적인 방법으로 그것을 '하려'* 한다. 자신의 수단이 옳은지 옳지 않은지를 알려 주는 감각경험은 속임수에 불과하므로, 목적 달성을 위해 자신을 사용할 때의 옳다는 느낌이 실은 잘못이라는

94

● 이런 생각은 독자들도 잘 이해할 수 있을 것이다. '진행과정' 원리에 따라 행한 경험이 없는 사람은 누구라도 '정신적'이고 '육체적'인 과정의 통합성이 실제로 무엇을 의미하는지 깨닫기 어렵기 때문이다.

것을 내가 누차 입증했는데도 말이다.

이런 학생의 경우, '진행과정' 원칙에 따라 움직이는 것은 그동안의 습관에 반한다. 또 습관에 반하는 원칙으로 움직이는 것은 그만큼 어려우므로(해 본 사람은 누구나 알 것이다.) '목적 지향'의 습관에 반해 움직일 때 이 어려움은 엄청나게 커진다. 이 습관이 옳게 느껴지는 잘못된 사용 습관과 아주 밀접하게 관련되어 있으므로, 이 익숙한 습관을 포기하는 일은 평생 익숙해진 사용 습관을 포기하고 대신 잘못되었다고 느껴지는 새로운 사용을 행하는 것을 의미하기 때문이다.

주장하건대, '목적 지향'처럼 확고히 굳어 버린 습관은 단순히 나아지기보다는 반드시 바뀌어야 하는 것이다. 내문에 학생은 나음과 같은 활동으로 실제적인 경험을 해야 한다.

❶ *어떠한 목적을 얻으려는 자극에 반응하기를 거부함으로써 습관적인 반응과 연계된 불만족스러운 습관을 자제한다.*

❷ *앞서 설명했듯이, 새롭고 더 만족스러운 사용을 위한 첫 번째, 두 번째 등의 디렉션을 '동시에 그러나 순차적으로' 내린다. 이 과정 동안 교사는 핸즈온을 이용해 학생이 새로운 사용으로 얻게 되는 새로운 감각 경험****에 익숙해지도록 돕는다.*

●● 독자들에게 다시 강조하건대, 이 새로운 감각경험이 처음에는 잘못되었다고 느껴질 것이다.

이 절차에 의해 학생의 감각경험이 점차 개선되므로, 학생은 자신을 사용할 때의 습관적인 방식이 잘못되었다는 점을 점점 더 인식하게 될 것이다. 그리고 *사용 방식을 인식하는 능력이 향상됨에 따라*, 사용 방식뿐 아니라 일반적인 기능에서도 점점 더 자신의 잘못과 개선사항을 모두 인식함으로써 감각경험이 더 향상되어 이윽고 *하나의 내적 기준이 형성되기에 이른다.* 그리고 이는 모든 자극에 반응하는 자기 사용 방식에 의해 이루어지므로, 인체를 사용하는 방식이 개선되고 인체의 각 부분들이 수정되면서 모든 범위의 활동에서 자극에 반응하는 방식 또한 개선될 것이 분명하다. 이러한 과정을 '진행과정' 원칙에 따라 수행한다면 어떠한 목적을 얻기 위한 자극에 반응하는 방식이 필연적으로 개선될 것이다. 여기서 우리 안에 깊이 내재한 목적 지향의 습관을 뿌리 뽑는 일이 가능하다는 사실을 알 수 있다.

자극에 반응하는 방식을 제어하기 위한 절차는 분명히 전반적인 습관을 제어하기 위한 것이다. 이러한 이유로 자신을 사용할 때 의식적인 디렉션을 확립하는 이 테크닉은, 넓은 의미의 교육에 관심 있는 모든 사람에게 호소력을 지닐 것이다.

● 예를 들어, 사용이 개선되면서 학생은 흉곽이 확장되고 수축된다는 것을 더 잘 알게 될 것이다. 감각등록기(학습자가 환경으로부터 여러 자극을 감각 수용기로 받아들여 최초로 저장하는 곳—옮긴이)의 신뢰성은 기능을 불만족스러운 상태에서 만족스러운 상태로 영구히 바꾸려는 모든 사람에게 필수적인 요소다.

4장
말더듬이

THE USE OF THE SELF

언어 장애가 있어 나에게 조언과 도움을 청한 남자의 경우를 두 번째 사례로 들어 보겠다. 그는 언어장애 치료 전문가들의 수업에서 배운 내용을 최선을 다해 이행하고 연습했다고 말했다. 늘 혀와 입술을 사용하여 소리를 내는 데 어려움을 겪었는데, 특히 자음 T와 D의 발음을 제대로 하지 못했다. 연습할 때는 어느 정도 성공적이었으나 평소 말할 때는 심하게 말을 더듬었으며, 특히 서두르거나 흥분하면 증상이 더욱 심해졌다.

그가 처음 찾아왔을 때 나는 늘 그렇듯이 그가 방으로 들어와 의자에 앉는 모습을 살폈다. 분명히 그가 자신을 사용하는 방식은 일반적인 경우보다 전반적으로 나빴다. 또 말할 때 혀와 입술을 잘못 사용하는 모습이 보였고, 머리와 목을 사용할 때에도 후두가 과도하게 눌리고 얼굴과 목 근육이 과도하게 긴장되는 모습이 발견되었다. 그래서 나는 그가 말을 더듬는 것은 언어 기관을 잘못 사용하기 때문만이 아니라 인체의 다른 부분을 잘못 사용해서 생긴 다른 증상들과도 연관이 있다고 지적했다.

그가 내 말을 의심하자, 나는 말더듬증을 고치기 위해 나를 찾아온 사람들 모두가 혀와 입술뿐만 아니라 인체의 다른 많은 부분들도 '더듬는' 것을 보여 줄 수 있다고 설명했다. 나는 이렇게 말했다.

"보통, 이런 문제들은 잘못된 기능이 이른바 '육체적' 혹은 '정신적' 장애의 형태로 나타날 때까지 관찰되지 않거나 무시됩니다. 당신의 경우에는, 말을 더듬는 증상이 일을 방해하고 동료들과의 소통을 저해하기 때문에 차마 무시할 수 없었지요. 하지만 그로 인해 너무 늦기 전에 더 심각한 다른 결함들을 알게 되었으니 오히려 전화위복이라 할 수 있습니다. 이러한 결함들은 시간이 가면서 점점 더 악화되는 경향이 있거든요."

오랜 세월 동안 말더듬이가 겪는 어려움과 특이성을 보아 온 나는 말더듬증은 일반적인 원인, 즉 몸과 마음을 사용할 때 잘못 지시해서 생기는 가장 흥미롭고 구체적인 증상 가운데 하나라는 사실을 확신했다. 그리고 그가 언어 장애를 치료하는 첫 번째 단계로서 나와 함께 잘못된 사용을 수정할 준비가 되지 않았다면 그를 학생으로 받아들이고 싶지 않다고 말했다. 하지만 그가 내 수업을 듣기로 하여 내가 그의 인체 사용 방식을 성공적으로 개선시킨다면, 그의 신체 기능도 개선될 것이며 그 과정에서 말더듬증도 사라질 것이라고 장담했다. 그는 내 말의 핵심을 이해하고는 수업을 듣기로 결정했다.

내 경험에 따르면, 말을 더듬는 이유는 공을 주시하지 않는 골프 선수의 경우처럼 인체를 사용할 때 습관적으로 잘못된 디렉션을 주기 때문이다. 따라서 두 경우의 문제점은 근본적으로 같다. 골프 선수와 마찬가지로 말을 더듬는 사람도 이 습관적인 잘못된 디렉션을 좀 더 만족스러운 디렉션으로 바꿀 필요가 있다. 그리고 이를 충분히 숙달한 후에야 새롭고 개선된 사용을 확실하게 굳혀 실제 말을 할 때 특정한 어려움을 극복하는 수단으로 사용할 수 있다.

이 학생의 경우, 나는 먼저 잘못된 습관적 사용 때문에 나타나는 여러 증상들을 지적했다. 가장 두드러진 증상 중 하나는, 그가 말을 하려고 할 때마다 몸 전체의 근육이 과도하게 긴장되는 것이었다. 이러한 과도한 근육 긴장은 인체 기능을 전반적으로 저해하는 한 요인으로, 혀와 입술을 만족스럽게 사용할 수 없게 만들었다. 그리고 더듬지 않겠다는 의지를 갖고 각별히 노력할수록, 그의 의도와는 다르게 이미 긴장된 근육을 더 긴장시켜 결국 원하는 목적을 달성하지 못하게 된다는 사실이 점점 더 분명해졌다.

근육을 긴장시킨 후에야 말을 시작하는 습관 때문에 말을 더듬는 거라고 나는 설명했다. 그는 그렇게 근육을 긴장시켜야 말할 수 있다는 느낌을 받았다. 달리 말해, 자신이 효율적으로 신체 매커니즘을 사용한다고 느껴지는 순간에 말을 해 왔으며, 바로 그 순간의 감각인식(어느 정도 근육을 긴장해야 하는지 알려 주는 유일한 안내자)이 그에게 습관이 되어 익숙했던 것이다.

유감스럽게도 그가 '옳다고 느끼는' 익숙한 긴장의 정도는 잘못된 습관과 연결된 불필요한 긴장을 불러일으켜 말더듬증을 유발한다. 그래서 나는 말하기 적합한 때를 알려 주는 그 '느낌'은 근육 긴장의 신호로서 신뢰성을 갖지 못하므로, 말할 때 그 느낌에 의존해서는 안 된다는 점을 처음부터 인식해야 한다고 강조했다. 나는 말할 때의 감각경험을 알지 못한다면, 말할 때 필요한 근육 긴장의 정도를 어떻게 느낌으로 알 수 있겠느냐고 물었다. 분명히 그는 한 번도 경험하지 못한 그 '감각'을 알지 못할 것이며, 또 감각경험은 말로 전달될 수 없기 때문에, 내 입장에서는 긴장을 줄여 말을 더듬지 않는 낯선 감각경험을 말로 전달할 길이 전혀 없었다. 근육을 덜 긴장시키고도 말할 수 있다고 납득시키는 유일한 방법은 그가 이 익숙하지 않은 경험을 직접 하게 만드는 것뿐이었다.

나는 앞서 골프 선수에게 공을 주시하는 경험을 주기 위해 사용한 방법과 똑같은 원리에 기초한 절차를 그에게 적용했다. 나의 목표는 다음과 같았다. 첫째, 학생에게 자신의 인체를 전반적으로 새롭고 개선되게 사용하는 의식적인 디렉션을 경험하게 한다. 둘째, 목적에 부합하는 말하는 방식을 사용하는 동안 새롭게 사용된 *의식적인 디렉션*을 유지하는 경험을 하게 한다.

나는 먼저 다음을 주문했다.

❶ 과도하게 근육을 긴장시키는, 잘못되고 습관적인 인체 사용을 자제하도록 하는 디렉션 주기

❷ 적절하게 근육을 긴장시키는, 새롭고 개선된 사용을 유도하는 중추 조절을 이끌어 내는 디렉션 주기

그리고 핸즈온을 이용해 그가 이 디렉션들에 상응하는 새로운 감각경험을 쌓도록 했다. 그가 인체를 사용할 때 감각경험의 신뢰

성을 점차 회복하고, 이로써 말더듬을 유발하는 과도한 근육 긴장과 구분되는, 말할 때 필요한 적절한 근육 긴장의 정도를 인식하게 하기 위해서 말이다.

나는 그에게 새로운 감각경험을 반복적으로 제공해, 그가 특별히 어려움을 느끼는 단어와 그 자음을 발음할 때 새로운 '진행과정'을 사용할 수 있도록 일련의 핸즈온 절차를 계속했다.

이 학생이 그만큼 개선되기까지 이용한 교사의 다양한 '기술'을 상세히 설명하기는 불가능하다. 자세히 들어가면 교사의 기법은 다양하기 마련인데, 이는 학생마다 필요한 사항과 어려움이 조금씩 다르기 때문이다. 하지만 내가 낭독을 위해 처음으로 새로운 '진행과정'을 사용하려 했을 때 만난 어려움을 이해한다면, 또 나의 학생이 확실한 '목적 지향자(end-gainer)'였다는 점을 고려한다면, 우리가 늘 어떠한 어려움과 마주치는지 깨달을 수 있을 것이다.

우리의 작업이 새로운 단계에 접어들었을 때, '목적 지향'과 '옳게 하려고 노력하는' 습관이 오히려 개선에 걸림돌이 되었다는 점을 상기시켰다. 그리고 그 습관을 바꾸지 않고, 어려운 단어를 말하려는 결정적인 순간에 여전히 목적을 즉시 달성하기 위해 '옳게 느껴지는' 방식으로 말하려고 한다면, 반드시 예전의 습관으로 되돌아가 말을 더듬게 되어 새로운 '진행과정'을 적용할 가능성이 거의 없을 거라고 경고했다.

여러 일을 겪으면서 나는 실제로 이 학생이 위의 경고를 주의하기가 힘들다는 사실을 알게 되었다. 나는 그에게 어떠한 소리나 단어를 발음하려고 할 때마다 잠시 시간을 두고, 그의 목적에 최선이라고 결정한 새로운 디렉션을 사용할 때까지 소리나 단어를 발음하지 않은 채 예전의 습관적인 반응을 자제하라고 누차 강조했다. 일단 그는 내 말에 수긍하긴 했지만, 내가 어떠한 소리나 단어를 발음하라고 하자마자 내 목소리 자극에 대한 반응을 자제하지 못한 채 당부받은 새로운 디렉션은 모두 잊어버리고는 즉시 그 소리를 내려고 했다. 결국 옳게 느껴지는 과도한 근육 긴장을 유발하는 과거의 습관적 사용에 압도당했던 것이다.● 간단히 말해, '목적을 달성하는 데 옳고' 싶은 그의 욕구가 그 목적을 이루지 못하게 하였다.

지금까지 내가 경험한 말더듬이들은 모두 자극에 너무 빨리 반응하는 이러한 습관이 항상 감각의 비신뢰성, 과도한 근육 긴장, 에너지의 잘못된 디렉션 등과 관련되어 있었다. 이 학생의 경우에도 말더듬증을 '고치려고' 했던 이전 교사들의 방식에 영향을 받아 곧바로 목적을 달성하려 했고, 목적을 달성할 때 '옳게 느끼려는' 습관이 몸에 배어 있었다.●●

● 독자들이 이 학생만 이러한 어려움을 겪는다는 생각을 하지 않도록, 나의 모든 학생들이 그와 비슷한 경험을 했다는 점을 말해 두고 싶다. '목적 지향'이 모든 사람의 습관이라면 어떻게 그러지 않을 수 있겠는가.

●● 3장 93쪽의 두 번째 주석을 보라.

'목적 지향'은 특정한 장애로서 말더듬증을 교정하려는 교사들이 사용하는 모든 연습 방식의 바탕이다. 그것이 정통적인 방식이든 아니든 상관없이 말이다. 유독 T와 D로 시작하는 단어를 발음하기 힘들어한 이 학생이 했던 이전의 연습 방식을 예로 들어 보겠다.

전에 그를 지도했던 교사들은 그가 이 자음들을 발음할 때 혀와 입술을 사용하는 방식이 불만족스럽다는 사실을 인식했고, 이 문제를 극복하기 위해 혀와 입술을 사용해 T와 D를 소리 내도록 연습시켰다.

하지만 T와 D를 자꾸 발음하는 연습을 하면 혀와 입술을 잘못 사용하는 습관이 더욱 굳어지기 때문에, 이는 문제를 더 악화시켰다. 이 잘못된 습관적 사용이 바뀌지 않는 한, 문제가 없어지기는커녕 더 악화되는 상황을 막을 가능성은 거의 없었다. 따라서 이 상태에서 말더듬증을 고치기 위해 T와 D 발음을 연습시키는 것은 말더듬증을 더욱 심화시켰다.

나는 이 학생이 전에 연습했던 방식을 보여 주었을 때 이 사실을 확인했다. 면밀히 관찰해 보니, 그는 연습을 시작하자마자 몸 전체를 과도하게 긴장시켰다. 입술과 볼, 혀의 근육을 점점 더 긴장시켜, 혀가 T와 D를 발음하기 가장 적합한 위치에 오기 전에 말을 하려 했다. 이러한 시도는 자동차 운전자가 클러치가 톱니에 맞물리는 위치에 오기 전에 기어를 바꾸는 것처럼 실패할 수밖에 없었다. 과거에 연습을 할 때에는 언제나 목적을 성공적으로 달성하기 위한 진행과정을 따르지 않고 곧바로 목적을 달성하려 했던 것이 분명했다. 그리고 그러한 시도가 대부분 성공하지 못했다는 사실 때문에 자신감을 잃었고, 그래서 '목적 지향'의 습관을 깨는 일은 더욱 힘들어졌다.

세부적으로 차이는 있을지라도 말더듬증을 '치료'하는 기존의 방법들은 모두 '목적 지향'의 원칙에 기초한다. 말더듬증을 교정하는 사람은 그 원인으로 어떠한 증상(들)을 집어낸 후 학생에게 특정한 지침이나 연습을 지시한다.

이러한 방법으로 말더듬증을 멈추게 할 수 있다는 것은 익히 알지만, 그로써 진정한 '치료'가 이루어졌다는 가정에는 이의를 제기하고 싶다. 말더듬증이 '치료'되었다는 경우를 살펴보면, 대개 말할 때 뭔가 특이하게 굴거나 주저하는 증상을 보인다. 그리고 '치료'되기 시작한 경우, 관련자들은 이를 성공적인 '치료'로 여기기 때문에 과도한 근육 긴장, 에너지의 잘못된 디렉션, 감각경험의 비신뢰성 등이 여전히 눈에 띄어도 전혀 동요하지 않는 듯하다.

107 어떤 증상을 없애는 과정에서 다른 증상들이 그대로 있고 원하

지 않는 새로운 증상들이 나타난다면, 이 방식은 효과적이거나 과학적인 '치료' 방식이 될 수 없다.● 이러한 방법으로 '치료'된 말더듬증 환자를 실험해 보면, '치료'의 과정에서 과도한 근육 긴장, 에너지의 잘못된 디렉션, 감각경험의 비신뢰성 등이 증가했음을 너무나 자주 발견하게 될 것이다.●●

나는 이러한 문제로 인해 말더듬증이 꼭 재발하는 건 아니라고 생각한다. 하지만 이로 인해 평소에 드러나지 않던 원치 않는 다른 증상이 발생할 거라고 거의 확신한다. 결함과 질병이 특정한 방법으로 '치료'되었을 때 이러한 문제는 예외 없이 발생한다. '치료'되었다는 기록이 수없이 많음에도 불구하고 인체의 문제가 늘어나 점점 더 많은 '치료'가 필요해지는 이유도 바로 그 때문이다.

우리는 몸을 사용할 때 인체의 모든 부분에서 작동 균형(working balance)이 존재한다는 것을 반드시 기억해야 한다. 그 때문에 무슨 활동을 하든 특정한 부분(들)이 다른 부분들에 영향을 미치기도 하고, 그 반대가 되기도 한다. 본능적인 디렉션하에서는, 이러한 작동 균형이 습관화되고 '옳게 느껴진다.' 어떤 부분을 사용한 영향이 나타나는 시점은 다양하며, 특정한 사용의 영향은 요구되는 목적 활동의 자극의 성격에 따라 강하거나 약하다. 어떠한 부분의 사용에 특정한 결함이 인지되어, 그 부분의 결함을 교정하

108

● 듀이 박사가 『개인의 적극적이고 의식적인 조절』의 머리말에 썼듯이, "과학적인 방식의 핵심은 결과를 뭉뚱그리지 않은 채 자세하고 정확하게 제시하고, 그 과정에서 결과를 설명해 주는 원인들이 실제로 그러한 결과들을 만든다는 것을 구체적으로 보여 주는 데 있다."

●● 한 예로, 어느 학생이 나와 예비 면담을 할 때 했던 말을 인용하겠다. 그가 말더듬증이 치료되었다고 하여 어떻게 치료했는지 물어보았다. 그는 말을 아주 심하게 더듬었는데, 어느 날 중요한 전갈을 전하기 위해 계단 꼭대기로 껑충 뛰어 오른 후, 놀랍게도 말을 더듬지 않게 되었다고 했다. 물론 대부분의 사람들은 이를 '치료'라고 여기겠지만, 나는 그렇게 보지 않는다. 왜냐하면, 대체로 그가 자신을 사용하는 방식이 여

면서 동시에 다른 부분들에 그에 상응하는 변화를 주지 않는다면, 인체 사용시 습관적인 작동 균형이 깨질 것이다. 그러므로 특정한 부분의 사용에 변화를 시도하려는 사람이, 만족스러운 작동 균형을 불러오고 새로운 사용을 보완하기 위해 다른 부분의 사용에 동시에 무엇이 필요한지 이해하지 못한다면, 다음 두 가지 문제 중 하나가 발생하게 된다.

❶ '옳게 느껴지는' 습관적 작동 균형을 유도하는, 과거의 사용 방식으로 목적을 달성하고자 하는 자극은 너무 강하다. 그래서 어떠한 부분을 사용할 때 '잘못이라고 느껴지는' 낯선 작동 균형을 유도하는, 새롭고 개선된 사용을 계발하려는 자극이 힘을 쓰지 못한다.

❷ 다른 부분의 사용이라는 방해 요소에도 불구하고 한 부분의 사용이 바뀐다면 (한 부분의 결함을 수정하기 위해 사용된 특정한 치료 방식에서 발생하듯이) 그 한 부분의 사용과 다른 모든 부분의 사용 간의 작동 균형이 크게 어긋나, 새로운 결함이 생긴다.

내 학생의 과거 연습 방식을 듣고 나는 그에게 설명했다. 전반적으로 몸을 잘못 사용하는 예전의 습관을 유지한 채 그러한 연습을 하다 보니, 실제로 혀와 입술을 사용할 때 말을 더듬는 잘못된

전히 형편없었기 때문이다. 내가 그렇게 말하자 그는 다른 문제들이 있음을 인정했다. 나는 인체의 다른 부위에 '말더듬증'에 버금가는 문제가 있을 거라 생각했는데, 사실인즉, 말더듬증이 사라졌다고 해서 불만족스러운 사용 방식이 만족스러운 조건으로 바뀌지 않았다. 결과적으로, 성대와 관련된 유사한 경험은 언제라도 재발하기 쉽다. 그리고 그의 불만족스러운 사용 방식이 아직 존재하므로, 다른 문제도 여전히 생길 수 있다.

습관이 *길러졌다고*. 나는 T와 D 그리고 이 글자가 든 단어를 더듬지 않고 자신 있게 발음하고 싶다면 *T와 D를 발음할 때나 발음하지 않을 때 모두 어떠한 자극에도 반응하지 않아야 한다*고 다시 한번 강조했다. 달리 말해, 더듬지 않고 T와 D를 발음하기 위해 혀와 입술을 사용하는 방식을 배울 때까지 정확히 발음하고 싶은 욕구를 자제해야 한다. *전체적으로 자신을 새롭고 개선되게 사용하게 하는 중추조절을 위한 디렉션을 계속 유지하면서 혀와 입술을 새롭게 사용하기 위해 필요한 디렉션을 실행할 수 있을 때까지 말이다.*

그는 그래야 하는 이유를 이해했지만, 나의 지도를 받으며 시도해 봐도 얼마 동안은 거의 성공하지 못했다. 나는 혀와 입술의 사용으로 말더듬을 유발하는 과도한 근육의 긴장 없이 T와 D를 발음하도록 반복하여 연습시켰다. 하지만 내가 그에게 둘 중 하나를 발음하라고 했을 때, 그는 다음의 두 가지 반응 중 하나를 보였다.

❶ 예전의 반응을 자제하는 것을 잊어버리고, T나 D를 말할 수 있다고 느끼는 시점에 예전처럼 긴장이 증가하여 발음을 더듬는다.

❷ T와 D를 더듬지 않기 위해 예전의 반응을 자제하고 새로운 '진행과정'을 사용할 것을 기억하면, 아예 소리를 내지 못한다.

두 경우 모두, 그의 행동은 동일한 동기에서 비롯되었다. 그는 말을 할 때, 특히 발음하기 어려운 자음을 발음할 때 일정량의 근육을 긴장시켰다. 그리고 앞서 설명했듯이, 과도한 긴장을 느껴야만 말을 할 수 있다고 믿었다. 그래서 말더듬증을 유도하는 익숙하지만 과도한 긴장을 의도적으로 불러올 때까지 말을 하려 하지 않았던 것이다. 이러한 방식으로 그는 근육을 긴장시키는 예전의 감각경험을 더욱 강화했다. 이러한 근육 긴장은 습관적 사용 그리고 목적을 달성할 때 옳게 *느끼고 싶어* 하는 습관에서 비롯된다.

이 난제를 해결하기 위해 나는 매일같이 이 학생에게 어떠한 목적을 달성하려는 자극을 받은 뒤에 그 목적을 지향하려는 마음을 거부할 것을 기억하도록 연습시켰다. 이유인즉, 이러한 거부가 목적을 지향하는 습관적이고 잘못된 사용 습관을 일거에 모두 자제했다는 뜻이기 때문이다.● 그가 어떠한 자극에 즉각적인 반응을 자제하는 데 성공하는 비율만큼 옳게 느껴지는 방식으로 목적을 지향하려는 욕구를 물리칠 수 있게 되었고, 그가 계속 자제하는 한, 내 쪽에서는 그것이 익숙해질 때까지 혀와 입술의 올바른 사용을 포함해 인체의 전반적인 사용을 개선시키는 새로운 감각경험을 반복시킬 수 있었다. 나와 함께 이러한 작업을 계속해 나가면서 그는 새로운 사용을 디렉션하는 경험을 충분히 얻어, 특별히 말하기 어

● 1장 55쪽, 3장 94~95쪽 참고.

려웠던 자음을 발음하는 '진행과정'을 성공적으로 사용할 수 있게 되었다.

하지만 이보다 더 중요한 점은, 이 과정을 겪으면서 이 학생이 중요한 사실을 깨달았다는 것이다. 그는 자신이 '하려는' 어떠한 자극에 즉각적이고 본능적으로 반응하기를 자제한다면, 사용의 잘못된 디렉션을 방지할 수 있고, 또 자극에 반응할 때 뚜렷이 나타나는, 말할 때뿐 아니라 모든 활동을 할 때 '신체적', '정신적'으로 방해하는 과도한 근육 긴장을 방지할 수 있다는 사실을 알았다. 또한 다른 영역의 활동에 이 원칙을 적용한다면, 자극에 대한 반응의 성질을 마음대로 조절하는 능력, 다시 말해 이른바 '의식적인 행동'을 조절하는 능력을 얻을 수 있으리라고 생각했다.●

이 학생에게서 나타나는 어떠한 특징들은 사실상 모든 학생에게도 나타난다.

학생의 인체 사용이 아직 불만족스러운 수업의 초기 단계에서는, 본능적인 디렉션을 자제하지 못하는 일이 지속적으로 발견되며, 그 결과 새로운 사용을 위한 디렉션들은 사용되지 못한다. 내가 도울 기회를 갖기 전에 이미 학생은 습관적이고 잘못된 과거의 사용 방식에 따라 목적을 달성하려 한다. 이때 이런 식으로 목적

112

● 이와 관련한 흥미로운 이야기가 있다. 한 학생이 말하기를, 내 수업을 듣기 전에는 화를 잘 참지 못하는 성격이었지만 수업을 받은 이후로 그 문제가 사라졌고 가족들도 그 변화를 눈치챘다고 한다. 그는 나에게 어떻게 '불안하고, 초조한' 정신적인 증상이 나와 함께 한 작업에 영향을 받을 수 있느냐고 물었다. 그 답으로 나는 사람들이 그가 버럭 화를 낸다는 것을 어떻게 아느냐고 되물었고, 그는 사람들이 자기의 목소리, 얼굴 표정, 눈빛이나 몸동작, 흥분한 태도 등을 보고 알 것이라고 답했다. 그래서 나는 이러한 반응들이 그의 '육체적'인 자아라고 할 수 있는 것들의 사용을 통하지 않고 가능할 수 있는지 물었다. 예를 들어, 목소리가 사용되어야 목소리의 톤을 알 수 있고, 눈이 사용되어야 눈빛의 강렬함을 알 수 있고, 얼굴 근육이 사용되어야 표정이 변하고, 몸 전체가 과도하게 활성화되어 근육이 긴장하도록 하는 자극을 받아야만 흥

을 달성하지 않도록 유도하는 일은 사실상 불가능하다.

한편 수업의 단계가 올라간 후에는, 학생은 본능적인 디렉션을 자제하는 법을 알고 새로운 사용의 디렉션을 줄 수 있게 된다. 그 때 내가 그것에 상응하는 감각경험을 제공하여, 학생이 목적을 달성하기에 가장 좋은 조건을 마음대로 사용할 수 있게 되었음에도 불구하고, 그는 그 목적을 달성하려 하지 않는다. 그는 개선된 그 조건으로 목적을 달성할 수 있다고 믿지 못한다. 즉 '잘못되었다고 느껴' 본능적으로 그 조건을 사용하기를 거부한다.

이러한 문제가 발생했을 때, 그가 '옳게 느껴' 목적을 달성하면 신체를 잘못 사용하게 된다는 점을 실제로 경험하게 할 필요가 있다. 실제로 이를 경험하고 나면 누구든 예외 없이 새로운 방식이 과거의 방식보다 훨씬 쉽고 노력도 덜 필요하다고 말한다. 하지만 이렇게 인정을 하고 나서도, 이 새로운 방식으로 목적을 달성하는 실제 경험을 반복하고 또 반복해야만 그 개선된 사용이 '옳게 느껴지고', 그것을 사용하는 데 필요한 자신감을 얻을 수 있다.

여기서 배울 점은 다음과 같다. 자극에 반응하는 자기만의 방식은 자신을 사용할 때의 익숙한 습관과 일치하므로, 어떠한 목적을 달성하려는 자극은 이 익숙한 사용과 떼려야 뗄 수 없는 관계라는 것이다. 익숙한 사용이 자극에 반응하는 습관적인 방식과는 다른

113

분했다는 걸 알 수 있다.
사용의 방식을 바꾸면 모든 인체의 조건이 바뀐다. 그러면 과거의 사용 방식과 조건이 유도하는 과거의 반응이 나타날 수 없다. 그 수단이 더 이상 없기 때문이다. 달리 말해, 과거의 습관적인 반사 활동이 다시 일어나지 않는다. 자제력 상실이 우리 자신을 사용하는 수단에 의해서만 나타날 수 있다면, 그 개선된 사용을 유도하는 의식적인 디렉션을 통해 우리는 반응이나 행동의 의식적인 제어를 처음으로 경험할 수 있을 것이다.

낯선 사용으로 바뀌면, 학생이 그 목적을 달성하려는 자극을 아예 느끼지 않거나 거의 느끼지 않는 것도 이 때문이다. 누군가의 사용 조건 그리고 그것과 관련된 느낌이 잘못되었다면, 학생은 익숙하고 잘못된 사용 방식으로 목적을 달성하려는 자극에 거의 저항할 수 없는 것으로 보인다. 하지만 이러한 조건이 목적을 달성하기 위한 최선의 조건으로 바뀌었을 때에는 그 목적을 달성하려는 자극이 사실상 거의 없는 것과도 같다.

이는 놀랄 일이 아니다. 어떤 사람이 신체를 사용할 때 감각경험이 잘못되어, 자신의 느낌에 기초해 무엇을 하느냐 하지 않느냐를 결정한다면, 그럴 때 익숙하지 않은 수단으로 목적을 달성하는 것은 그가 어둠 속에서 무모하게 시작한다는 의미와도 같다. 어떤 학생이 나에게 설명을 듣고 이러한 어려움이 발생하는 이유를 '머리'로는 이해했다고 하더라도, 그가 새롭고 낯선 사용 수단으로 목적을 달성하는 경험을 하기 위해서는 상당한 용기와 실질적인 도움이 필요하다. 이런 일이 한번 일어나고 나면 그는 새로운 경험을 인식하게 되고 그것을 반복하기를 원하게 된다. 그리고 이러한 경험을 반복하면서 과거에 지녔던 믿음과 판단이 잘못되었음을 확신하게 된다. 결과적으로 그의 내부에서 새로운 사용 방식을 사용하려는 자극이 점점 생겨나고, 이는 결국 과거의 사용 방식을 사용하려는 자극보다 훨씬 강해진다. 이러한 자극은 그가 전에는 결코 경험하지 못한, 자신감을 갖고 의식적인 디렉션을 주어 조절할 수 있다고 깨닫는 추론 과정의 결과로 생성된 것이다.

인간의 가장 놀랄 만한 특징 중 하나는 좋고 나쁨에 상관없이 자기 자신 그리고 환경 안에서 거의 모든 종류의 조건에 익숙해지는 능력을 지녔다는 것이다. 일단 그러한 조건에 익숙해지면 그것이 옳고 자연스럽게 느껴진다. 이러한 능력은 바람직한 조건에 자신을 적응할 수 있을 때는 이롭지만, 바람직하지 않은 조건일 때는 매우 위험할 수 있다. 우리의 감각경험이 신뢰할 만하지 못하다면, 자신을 잘못 사용하게 하는 매우 해로운 조건에 익숙해져 그 잘못된 조건이 옳고 편하게 느껴질 가능성이 있기 때문이다.

내가 학생들을 지도한 경험에 따르면, 학생이 지닌 이러한 조건이 나쁠수록 그것을 더 오래 유지하고 더 익숙하고 옳다고 느끼는 경향이 있었다. 그래서 그가 얼마나 변화하고 싶은지와는 상관없이 조건을 극복하는 방법을 가르치기가 더욱 힘들었다. 달리 말하면, 새롭고 더 만족스러운 사용을 익히는 능력은 대체로 인체에 내재한 잘못된 사용의 빈도와 해로운 조건의 지속 기간과 반비례했다.

인체의 사용과 기능을 전반적으로 개선하기 위한 과정을 결함,

특이성, 나쁜 습관 등을 뿌리 뽑는 수단으로 사용하려고 계획하는 사람은 누구나 이 점을 이해하고 실제적으로 고려해야만 한다.

수업이 끝나 갈 무렵 이 학생은 담배를 많이 피우는 습관보다 말 더듬는 습관이 훨씬 더 고치기 어려운 이유를 물으며 자신의 이야기를 들려주었다. 그는 한때 골초 중의 골초였지만 자신이 흡연 습관에 강력하게 지배당한다는 사실을 깨닫고는 담배를 끊기로 결심했다. 처음에 그는 하루에 피우는 담배의 개수를 줄이는 계획을 세웠다. 그러나 그 줄어든 개수를 유지하기가 힘들었다. 그래서 흡연 습관을 끊으려면 담배를 아예 피우지 않는 길밖에 없다고 다짐했고, 이 결심을 실천에 옮겨 비흡연자가 되었다. 그는 말더듬증을 극복하려는 자신의 노력이 금연처럼 성공하지 못한 이유에 대해서 알고 싶어 했다.

나는 이 두 가지의 습관이 매우 다른 문제라고 지적했다.

흡연가는 일상에 필요한 활동을 방해받지 않고도 흡연을 자제할 수 있다. 모든 애연가들이 잘 알다시피, 흡연의 유혹이 강한 이유는 자신이 피우는 파이프나 권련, 담배 등이 그것을 또다시 피우게 만드는 자극으로 작용하기 때문이며, 따라서 애연가는 흡연을 자제할 때 그 연결 고리들을 하나씩 끊을 수 있다.

반면 말더듬이는 일상에서 대화에 의존해 동료들과 교류하기 때문에 말을 자제할 수가 없다. 따라서 말을 할 때마다 그는 성대와 혀, 입술을 사용하는 익숙하고 잘못된 습관을 되풀이하고 싶은 유혹에 빠져 말을 더듬게 된다. 말을 하려는 자극은 흡연가가 담배를 피우려는 자극을 피하는 것과 같은 방식으로는 피할 수 없으므로, 말을 더듬는 습관은 훨씬 더 기본적인 형태의 제어가 필요하다.

말하는 행위를 만족스럽게 제어하기 위해서는 인체 사용의 만족스러운 기준이 필요하다. 만족스러운 사용을 위해서는 혀와 입술의 만족스러운 사용, 그리고 호흡기와 성대를 제어하기 위해 요구되는 기준이 필요하기 때문이다. 그렇기 때문에 지금까지 우리가 이해했듯이, 말더듬이에게 나타나는 인체의 불만족스러운 사용은 새로운 습관을 숙달하는 데 강력한 방해물이 된다.

그러나 흡연가의 경우에는 상황이 많이 다르다. 흡연 행위는 인체 사용에 매우 높은 기준이 필요하지는 않다. 그리고 사용의 불만족스러운 조건이 빈번히 나타난다고 하더라도 습관을 극복하지 못하게 만드는 영향력은 비교적 약하다.

그리고 또 다른 요인도 존재한다. 흡연가가 극복하려는 습관은 욕구를 충족시키는 과정에서 스스로 만들어 낸 것이다. 반면 말더듬이의 경우는 욕구를 충족시키는 과정에서 만들어진 습관이 아니라, 일상의 활동을 위해 습관적으로 사용하다가 점차 인체 사용방식의 일부가 된 습관이다. 따라서 흡연 습관이 상대적으로 가벼워 극복하기가 더 쉽다. 그 때문에 이 학생이 과도한 흡연 문제를 혼자서 극복할 수 있었다고 할지라도, 말할 때 혀와 입술, 성대의 정확한 사용 등 인체 전체의 만족스러운 사용을 스스로 디렉션하는 진행과정을 지도하는 교사의 도움을 받지 않고는, 말더듬증을 해결할 수 없었던 것이다.

여기서 나는 이러한 수단으로 말더듬증과 같은 장애를 뿌리 뽑기 위해서는 어마어마한 시간과 인내심, 교사와 학생의 기술이 필요하다는 점을 강조하고자 한다. 그 이유는 지금까지 이해했듯이, 다음의 두 가지 사항이 요구되기 때문이다.

❶ 잘못된 습관적 사용이라는 익숙한 감각경험과 연계된, 본능적인 디렉션 에너지 자제하기

❷ 그 대신 새롭고 만족스러운 사용이라는 낯선 감각경험을 반복해 의식적인 디렉션 에너지 쌓기

에너지를 익숙함에서 새롭고 낯선 길로 바꿔 디렉션하는 과정

에서 교사와 학생은 반드시 '앎에서 모름'으로 옮겨 가는 능력을 계속 길러야 한다.* 이는 모든 인간의 성장과 발달의 원칙에 충실한 과정이다.

이번 장을 쓰고 나서, 이 학생으로부터 편지를 받았다. 인체의 사용 방식이 개선되었음을 감각으로 인식했다는 아래의 내용이 흥미로워, 허락하에 여기에 발췌하여 옮긴다.

오랫동안 연락드리지 못했습니다. 선생님과 그 작업에 흥미를 잃어서
는 아니고요. 사실은 그와 정반대입니다. 제가 어떤 작은 일에 흥미를 느
끼고 있는데 …… 저는 올해도 많이 좋아질 거라고 꽤나 낙관하고 있답
니다. 희망에 부풀어 참되고 새로운 경험을 할 때가 되었다고 믿습니다.
…… 지금은 척추가 움직일 때 턱의 긴장이 풀리는 걸 느끼는 단계까지
왔습니다. 정말로 턱 근육을 이용해 몸의 꼿꼿함을 유지할 수 있다고요!
제가 말할 때 혀와 입술을 아주 적게 사용했다는 걸 이제 막 통감하기
시작했습니다. 사실 전에는 혀와 입술을 거의 사용하지 않았었거든요.
제가 희망에 차 있는 이유는 이렇듯 제 감각인식이 많이 발전했기 때문
입니다.

* 고인이 된 조셉 로운트리 선생은 어느 날 수업이 끝난 후, 나의 작업을 '앎에서 모름, 즉 앎이 잘못되었고 모름이 옳다는 추론'이라고 설명해 주었다.

5장
진단과 의학 교육

THE USE OF THE SELF

여러 해 동안 의사들은 나에게 환자들을 보냈다. 내가 몸의 사용 조건을 점검하고 이 조건들이 기능에 미치는 영향을 가늠하는 일에 경험이 많다는 걸 알기 때문이었다. 그런 요청을 받을 때마다 나는 질병이나 결함과 해로운 방식으로 몸을 사용하고 기능하는 일을 서로 떼어서 생각할 수 없기에, 그들을 환자가 아닌 학생으로 받아들인다고 말했다.

그중 일부 환자들은 이미 진단을 받아 협심증, 간질, 보행성 운동실조, 류머티즘 관절염, 좌골 신경통, 소아마비, 천식, 신경염, 이른바 신경정신 장애, 변비, 목소리와 성대 문제, 평발, 말더듬증과 같이 아주 다양한 문제들로 치료를 받은 상태였다. 이러한 환자들을 다루면서 나는 그들의 인체 기능이 불만족스러워진 원인이 그들이 심리적-육체적 메커니즘을 해로운 방식으로 사용한 데 있음을 발견했다.

그 밖에 의사가 증상의 원인을 알지 못하거나 설명하지 못하는 경우들도 있었다. 그런 증상 가운데는 주의력 결핍, 우울증, 무기력, 기억력 감퇴, 당장 할 일에 대한 집중력 결핍, 과도한 흥분, 일을 완수하는 능력의 전반적인 저하 등과 같은 이른바 '정신적'인 장애가 있었고, 한편으로 불면증, 소화 장애, 영양 부족, 혈액순환 장애, 동창(凍瘡) 등과 같이 좀 더 '육체적'인 특징을 지닌 증상도 있었다. 나는 이러한 경우들을 모두 다루며 그들이 자기를 사용할 때 그동안 드러나지는 않았지만 바람직하지 않은 조건들이 내재해 있다는 사실을 알 수 있었다. 그리고 그러한 조건들로 인해 환자의 전반적인 기능이 저하되는 경향이 있다는 것도 발견했다.●

그뿐만 아니라 사용과 기능의 해로운 조건들이 발견된 모든 경우에서, 감각인식(즉, 우리가 자신을 사용할 때 감각 메커니즘을 통해 알게 되는 정보들)에 의지해서는 안 된다는 점 또한 밝혀냈다. 그 이유는, 모든 활동을 할 때마다 감각이 내리는 디렉션이 잘못되어 일상에서 걷고, 앉고, 서고, 먹고, 말하고, 게임하고, 생각하고, 추론하

● 모든 의사들은 명확한 문제를 찾아내서 치료할 수 없는 사례들을 기록해 놓았다.

는 등의 행위가 나쁜 습관 속에서 이루어지기 때문이었다.

이렇게 여러 경우들을 겪으며 나는 인체의 사용 방식과 기능 수준이 서로 밀접하게 관련된다는 사실을 뼈저리게 느꼈다. 인체의 불만족스러운 사용으로 인해 호흡기와 순환계에 장애가 생기고 복부의 장기가 밑으로 처지며 다양한 장기의 기능이 둔화되는 동시에, 인체 전체에 과도하고 비정상적인 압력, 수축, 경직 등이 발생하는 기능적 장애가 생김으로써 질병에 대한 저항력이 약화되는 경향이 있음을 발견했기 때문이다.

한편, 이미 인체의 장기나 체계에 질병을 진단받은 경우에는 이로 인한 기능장애가 인체 전체의 불만족스러운 사용 방식과 언제나 연관된다는 점을 발견했다.

여기서 우리는 불만족스러운 사용 방식이 전반적인 기능저하를 유도해 장애와 질병이 발생하기 쉽도록 만든다는 사실을 알 수 있다. 또 진단과 치료를 하는 사람이 이런 이유나 그 외의 이유가 문제의 원인을 얼마만큼 제공했는지 파악하지 못한다면 장애와 질병을 일으키는 원인을 찾지 못한다는 것도 알 수 있다.

이러한 이유로 나는 다음과 같이 주장한다.

❶ 의사는 병균 침입 같은 문제의 즉각적인 원인을 고려해야 할 뿐만 아

니라, 일상에서 습관적이고 잘못된 인체 메커니즘이 사용될 경우 환자가 병균을 막아 내는 저항력이 낮아지는 기능저하의 상태에 빠질 수 있다는 사실도 고려해야 한다. 그렇지 않다면 어떠한 진단도 완전하다고 말할 수 없다.

❷ 의대에서는 인체 메커니즘의 사용이 어떻게 이루어지는지에 대한 교육은 하지 않는다. 그로 인해 의사는 진단할 때 내가 정의한 '사용(use)'을 적용하지 않으며, 사용의 잘못된 디렉션과 질병을 일으키는 불만족스러운 기능 수준 간의 관련성을 인식하지 못한다. 따라서 의사가 할 수 있는 추론은 불완전한 전제에 근거한 것이며, 그 의료의 가치는 예방과 치료의 영역 모두에서 제한적일 것이다.

❸ 자신의 신체를 사용할 때 만족스러운 디렉션을 주는 훈련을 하는 것은 의사에게 꼭 필요한 일이다. 이러한 훈련을 하는 동안 의사는 환자의 사용 방식을 평가하고 잘못된 디렉션을 탐지하여, 불만족스러운 기능이 초래한 증상과의 연관성을 알아낼 수 있기 때문이다.

이 주장을 뒷받침하기 위해 나는 전통적으로 시행되어 온 진단 검사를 예로 들겠다. 내가 '검사'를 예로 드는 이유는, 환자의 상태를 검사한 결과는 거의 환자가 신체를 습관적으로 사용하는 방식에 영향을 받게 마련이며, 이러한 영향을 고려하지 않는다면 검사에 기초한 어떠한 진단도 그만큼 불완전할 수밖에 없기 때문이다.

이를 증명하기 위해서는 불만족스럽게 사용하는 상태를 보이는 한 사람의 기능을 검사하기만 하면 된다. 그리고 그 상태가 변화한 후에 다시 검사하면, 두 번째 검사의 결과는 첫 번째 검사의 결과와 다를 것이다. 대부분의 경우 틀림없이 두 검사 간에 뚜렷한 차이가 드러날 것이다.

적당한 예가 생각난다. 어떤 전문의가 나에게 자문을 요청해 그의 진료실을 방문한 적이 있다. 내가 진료실에 들어섰을 때 그는 청진기로 환자의 흉부와 폐를 검진하고 있었다. 그 환자는 흉부가 수축되어 움직이지 않았고, 후두가 내려앉았으며, 일상 활동 중에도 숨을 멈추는 경향이 있었고, 몸에 해로운 구부정한 자세를 하고 있었다. 한눈에도 그때까지 내가 본 잘못된 사용 가운데 최악이었다. 그의 사용 방식이 호흡과 순환, 심장의 기능을 방해해 맥박과 혈압에까지 영향을 미치고 있었다. 전문의는 나에게 청진기를 건네며 의학적인 관점에서 환자의 호흡 장애가 어떠한지 들어보라고 했다. 나는 청진을 하고 나서 그 결과를 말한 후, 잘못된 사용으로 인한 증상을 지적했다. 그리고 이러한 환자의 사용 상태를 조금이라도 바꾼 후에, 환자의 변화된 조건을 유지한 상태에서 같은 검사를 다시 한다면 완전히 다른 결과를 보일 것이라고 말했

127

다.* 그는 내 제안에 동의했고, 나는 어떠한 변화를 만들었다. 그 변화된 상태는 두 번째 검사를 하는 동안에도 유지되었으며, 청진을 마친 전문의는 내가 예상했던 일이 벌어졌음을 알게 되었다. 그는 근본적으로 만족스러운 결과를 보인 그 환자를 나에게 보냈다.

이제 더 나아가, 의사가 만족스러운 사용이 전반적인 기능이 바람직한 수준으로 유지되는 데 영향을 준다는 점을 인지하지 못하여, '치료'뿐 아니라 '예방' 또한 제대로 할 수 없다는 사실을 보여줄 것이다. 의사에게는 진단할 때 어떤 검사를 하든 만족스러운 상태와 불만족스러운 상태를 구분할 수 있는 지식이 없다.

순전히 예방 차원에서 의사를 방문한 한 아이의 경우를 살펴보자. 부모는 현재 이 아이에게 질병의 징후는 없지만 앞으로 질병이나 장애가 될 해로운 잠재 요인이 있는지를 확인하고자 했다. 의사는 아이를 검사했고, 주의나 치료가 필요한 증상이나 성향을 발견하지 못하여 아이에게 건강이 양호하다는 진단을 내렸다.

이 진단의 가치를 평가하면서, 우리는 일상에서 만족스러운 디렉션을 사용하거나 이를 환자에게 가르치는 교육이 의대의 교육 과정에 전혀 포함되어 있지 않다는 점을 또다시 고려해야 한다. 따라서 위 사례에서 의사가 검사를 하여 아이가 불만족스러운 사용 상태를 보이는지 아닌지 그 여부를 알지 못한다고 가정하는 일은

128

---

* 타당한 대상인 경우, 환자는 대부분 잘못된 습관적 사용으로 즉시 되돌아가기 마련이다. 하지만 짧은 시간 동안 일시적으로 더 만족스러운 사용 조건으로 바꾸는 일은 가능하다.

불합리하지 않다. 그리고 아이가 그러한 조건을 지녔어도 의사가 그것을 인지하거나 그것이 기능에 미치는 영향을 가늠하지 못할 가능성이 크다. 이 조건이 질병과 장애로 이어지는 강력한 요인이라고 해도 의사가 그것의 존재조차 인식하지 못한다면, 그가 무언가를 예방하기를 기대할 수는 없다. 결과적으로 의사는 아이의 건강이 양호하다고 진단하지만, 시간이 지나면서 인체의 기능 수준과 질병에 대한 저항력을 저하시키는 사용 상태를 간과하여 점검하지 않았기 때문에, 아이의 전반적인 상태에 대한 그의 검사가 완전하다고는 말할 수 없다.

사용과 기능이 매우 밀접하게 관련한다는 인식에 기초한 진단의 예로 다음의 경우를 소개한다. 1923년 12월 12일, 한 의사가 아래의 편지를 보내왔다.

BMA 회의에서 피터 맥도널드 박사의 이야기를 듣고 선생님의 저서『인류 최고의 유산』을 읽었습니다. 저는 의사인데 협심증으로 일을 쉬고 있습니다. 선생님이 하시는 작업의 원리가 진정 타당하다고 생각되어, 그것을 실천하고 싶습니다. 저는 예순한 살이고, 두 달 전부터 적극적으로 실천하고 있답니다. …… 도움을 주신다면 더할 나위 없이 감사하겠습니다. 답장을 기다리며…….

면담 약속이 잡혔고, 의사 X가 방문하자 나는 언제나 그렇듯 그의 사용 상태를 살펴보았다. 점검을 마치고 나는 그의 사용이 대부분 불만족스럽다고 말했다. 그는 극도의 잘못된 사용과 불균형으로 호흡기와 순환계, 소화계의 기능 수준이 위험할 정도로 낮았다. 이렇게 해로운 조건들이 함께 나타날 때는 협심증인 경우 언제나 그 정도가 심했고, 내 경험에 비추어만 봐도 환자가 느끼는 고통*을 충분히 이해할 수 있었다.

이러한 진단을 바탕으로 나는 의사 X에게 불만족스러운 사용 상태를 보다 좋은 사용 상태로 변화시키기 위해서는 현재의 몸에서 가능한 만족스러운 기능을 찾는 것이 필요하다고 설명했다. 처음부터 의사 X는 나의 진단 방식에 특별한 관심을 가졌으며, 나아가 일상생활 중 새롭고 좀 더 만족스러운 사용을 발전시켜 가면서, 협심증 그리고 일을 하고 골프를 칠 수 없게 한 증상들이 점점 사라지는 것을 경험하였고, 몸 전체의 조건이 바뀌고 개선되었음을 깨닫게 되었다.

통증에서 거의 해방되어 다시 일을 하고 골프를 칠 수 있게 되자 나의 작업에 대한 그의 관심은 더욱 커졌다.** 그는 나의 작업을 '인간에 관한 최초의 임상 생리학'이라고 표현했으며, 나의 진단 방식이 정통 의학에서 하는 방식과는 근본적으로 다르다는 점을

130

* 나의 의사 친구는 환자가 의사에게 호소하는 이러한 고통만이 협심증을 진단할 수 있는 유일한 증거라고 말했다.

** 1931년 7월 10일. 내가 며칠 전 이 학생을 보았을 때 그는 계속 잘해 나가고 있었다.

깨닫고, 이 주제로 보고서를 써 의학계에 제출하라고 강력하게 권했다.

나는 그 제안을 실행할 것이다. 1926년 2월 24일 하원 의사당에서 한 도슨 경의 연설***을 기초로 논의를 펼치면 가장 좋을 것 같다. 그 이유는 의사 친구들이 진단에 성공하기 위한 준비 과정으로서, 의학 교육의 유효성에 관해 도슨 경이 표명한 관점이 이 주제에 대한 현재 의학계의 의견을 대표할 수 있다고 믿기 때문이다.

나는 교육자로서 의대의 교육 과정이 부족하다는 것을 절감했다. 고로 나의 논평에는 의학 교육을 비판하는 내용이 포함될 것이다. 도슨 경이 강연 초반에 "직업에 대한 비판은 절대로 불평이 아니다."라고 언급한 바 있고, 또 내 경험상 의학 교육의 부족함을 채워 주는 기법을 제공할 수 있다고 생각하기에 의학계 인사들이 나의 이러한 비판을 헤아려 줄 거라고 확신한다.

진단과 의대 교육과정 문제에 관하여 도슨 경은 다음과 같이 말했다.

> 치료에 앞서 질병에 관한 지식 …… 원인과 진단이 필요합니다. (부분이 아닌) 전체로서의 몸에 무슨 문제가 있는지 알지 못하고 병을 치료하려는 것은 틀림없이 어리석은 행동입니다. 그러한 지식을 얻기 위해서는

●●● 도슨 경의 이 연설은 《란쌧(The Lancet)》 1926년 3월 호에 수록되었다.

교육 내용이 보다 세밀하게 체계화되어야 합니다. ⋯⋯ 여러 해 동안 그러한 교육을 받고, 질병과 진단의 특성을 공부하기 전까지는 의사로 인정해서는 안 됩니다. ⋯⋯ 그리고 그러한 교육은 모두에게 동일하게 제공되어야 합니다. 여기에 타협은 있을 수 없습니다. ⋯⋯ 항해에 대한 시각과 타고난 재능에 상관없이, 항해사 시험을 통과하지 않으면 배를 운항할 수 없습니다. 인생의 바다를 항해하는 인간이라는 배를 덜 보호해야 하는 이유는 과연 뭘까요? ⋯⋯ 요즘은 누구나 좀 더 일찍, 고칠 수 있을 때 병을 치료하려고 합니다. 그러므로 *진단이 매우 중요합니다.* •

우선 "치료에 앞서 질병에 관한 지식 ⋯⋯ 원인과 진단이 필요합니다."라는 도슨 경의 말을 살펴보자.

질병의 원인을 알면 그 병을 고칠 공산이 크고, 신체 일부의 기능이 만족스러우면 그곳에 병이 날 가능성이 적다. 질병과 잘못된 기능 간의 관계가 보편적으로 인정되어야 하며, 질병의 특정한 증상이 진단되면, *그와 관련한 잘못된 기능이 인체 전체의 잘못된 사용과 항상 관련된다*는 점 또한 인정되어야 한다. 나는 학생들을 가르치면서 이러한 관련성에 확신을 갖게 되었다. 인체 전체의 사용과 기능이 개선되는 과정에서 학생들의 질병 증상이 사라지거나 근절되는 경향을 보였기 때문이다.

132

• '진단이 매우 중요합니다.'는 내가 한 말이다.

따라서 나는 "치료에 앞서 질병에 관한 지식…… 원인과 진단이 필요합니다. (부분이 아닌) 전체로서의 몸에 무슨 문제가 있는지 알지 못하고 병을 치료하려는 것은 틀림없이 어리석은 행동입니다."라고 한 도슨 경의 말에 전적으로 동의한다. 하지만 그의 말마따나 오늘날 의학 교육을 '세밀하게 체계화'해야만 학생에게 이러한 근본적인 지식을 제공할 수 있다면, 아래와 같은 의학 교육이 없다는 사실에 나 역시 이의를 제기한다.

❶ 잘못된 기능과 그로 인한 질병 증상의 원인이 되는 인체의 잘못된 습관적 사용을 감지하고 진단하는 방법

❷ 진단 후 잘못된 습관적 사용을 수정하고 만족스러운 사용으로 발전시키는 과정, 즉 기능 수준을 개선시켜 인체 조건을 재수립하는 과정

이러한 진단과 치료 방식이 전통적인 의학 원리와 근본적으로 다르다는 점은 분명하다. 전통적인 의학 방식에서는 구체적인 증상을 추적해 특정한 장애를 문제의 원인으로 진단한 후 그것에 집중하여 치료한다. 예를 들어, 일반적인 의사가 심장이나 간, 폐, 눈 등과 같이 인체의 일부(들) 문제로 인해 증상이 나타났다고 진단해, 특정한 인체의 일부(들)에 나타난 문제를 치료하거나 그와 관련

된 전문의에게 환자를 보내 처방을 받게 한다고 가정해 보자.

물론, 이러한 방식으로 어떠한 증상이 사라지는 경우는 흔하다. 하지만 다음의 이유 때문에 인체 내의 조건이 그대로 남아서 점검되지 않을 경우, 전반적인 기능 수준이 낮아져 애초의 문제가 재발하거나 더욱 심각한 문제가 발생하는 것은 시간문제일 것이다.

❶ 특정한 증상은 결코 잘못된 기능과 별개로 발생하지 않고,

❷ 내 경험에 따르면 이러한 증상으로 이끄는 잘못된 기능은 인체의 잘못된 사용에 기인하며,

❸ 위의 방식으로는 잘못된 사용을 개선할 수 없다.

따라서 첫째, 잘못된 기능을 초래하는 잘못된 사용을 찾아내고, 둘째, 잘못된 사용을 끝까지 수정해 나가는 기법을 훈련받지 않은 사람은 '전체로서의 인체에 무슨 문제가 있는지' 진단하거나 움직이는 유기체로서의 인체를 치료할 수 없다고 나는 생각한다. 의학 교육에 이러한 훈련이 포함된 적이 없고, 또 질병 치료에 이러한 기법이 사용된 적도 없으므로, 도슨 경이 주장하는 훈련 방식은 의대생이 '전체로서의 인체에 무슨 문제가 있는지' 진단하는 데 도움이 되지 않는다.

나는 의학 교육을 항해 교육에 비유한 도슨 경에 동의할 수 없다. 의대생이 '인간이라는 배'를 제어하기 위해 의존하는 인체의 사용(자신의 경우나 환자의 경우 모두)을 전혀 배우지 않는데, 의학 교육 속에 '인생의 바다를 항해하는 인간이라는 배'에 대한 지식이 포함된다고 할 수 있을까? 항해사가 배를 관리하고 제어하기 위해 무슨 교육을 받았든, 방향을 정하는 나침반이 없다면 속수무책일 것이다. 행여 항해사가 잘못된 항로로 접어들고 나서 뒤늦게 나침반이 잘못되었다는 걸 발견했다면, 이 나침반이 제대로 복구되고 나서야 앞으로 나아갈 수 있을 것이다.

이 점에서 의학 교육을 항해 교육에 빗댄 비유는 맞지 않는 것 같다. 감각인식이 '인생의 바다를 항해하는 인간이라는 배'에 미치는 영향은 나침반과 그 밖의 안내 수단이 항해사의 배에 미치는 영향과 같다. 감각인식은 일상생활에서 우리가 인체를 가장 효율적으로 사용하도록 안내해 주는 유일한 수단이다. 하지만 의사는 '인간이라는 배'를 항해할 때 감각인식이 자주 틀린다는 걸 인식하지 못한다. 따라서 그는 자신의 나침반이 믿을 만하다는 인식조차 없이 '인간이라는 배'를 안내하는 작업을 한다. 진료를 하는 의사들은, 인간의 나침반인 감각인식이 문명의 발달과 함께 점점 믿을 수 없어져서 인체를 사용할 때 잘못 안내하는 일이 늘어났다는 점을 알지 못한다.

인류에게 이보다 더 큰 문제는 일찍이 없었다. 왜냐하면, 이제껏 살펴보았듯이 일반적으로 자극에 대한 인간의 반응은 인체를 사용하는 방식에 준하기 때문이다. 믿을 만한 감각의 디렉션 없이 사용이 만족스러울 수 없으므로, 감각인식이 믿을 만하지 못하다면 자극에 대한 반응도 불만족스러울 수밖에 없다.

나는 오늘날 우리 대부분이 정도의 차이는 있을지언정 반응을 좀 더 만족스럽게 제어할 수 있는 높은 수준의 감각인식 능력을 계발할 필요가 있다고 생각한다. 이는 일반 사람들과 의사 모두에게 동일하게 적용된다. 자극에 대한 반응이 잘못되어 불만족스러운 형태, 즉 감각 메커니즘의 비신뢰성이 생기는 것은 일상에서의 잘못된 관찰과 낮은 수준의 인식에 기인한다. 예를 들어, 의사 몇 명과 상담을 했을 때, 그들의 의견이 서로 다른 경우가 많다. 의학 재판 기록만 들춰봐도 '세밀하게 체계화된' 의학 교육을 받은 의사들이 놀랍게도 서로 다른 진단을 내린 예를 찾아 볼 수 있다. 실제로, 의학 교육을 받았음에도* 성공적인 진단을 위한 기초 지식을 갖추지 못한 의사가 흔하다는 사실에 많은 의사들이 개탄한다.

누구나 동의하듯이, 정확하고 효율적인 진단을 위해 의사는 높은 수준의 감각적 관찰과 인식뿐 아니라 드러난 현상들을 모두 연

---

* 고인이 된 제임스 매켄지 경은 성 앤드류스 임상 연구 재단에서 공동 연구자들과 연구를 한 결과, 인체에 나타나는 질병의 70퍼센트가 아직 규명되지 않았다고 밝혔다. 나 역시 《더 타임스》의 의학 기자가 쓴 '의사의 헛된 추측'이라는 기사를 읽었다. 이 기사에서 기자는 '일반적인 기록이 가치를 지니기에는 우리의 지식이 아직 불충분하다는 이유로' 기록 카드 실행을 반대하는 보건부의 입장을 논하는 가운데, 이 관점이 사실임을 명쾌하게 확인하며 위에 언급한 고 제임스 매켄지 경의 발견을 언급한다.

결해 정확한 판단을 내리고 넓은 시각으로 통찰하는 능력을 지녀야 한다. 특히나 익숙지 않은 상황에서는 더욱 그렇다. 이러한 자질을 얻기 위해 의사는 인체 전체의 사용을 디렉션하는 감각 메커니즘을 신뢰할 수 있어야 하며, 자극, 특히 익숙지 않은 자극에 대한 본능적인 반응을 제어할 수 있는 능력을 갖고 있어야 한다.

나는 인체를 의식적으로 사용하는 방법을 익히고 발전시킴으로써 이러한 것들이 충족될 수 있다고 믿는다. 학생들과 실습한 경험에 따르면, 몸을 사용할 때 본능 대신 의식을 이용해 안내하는 방법을 습득하는 과정에서 인체 전체의 기능 수준과 전반적인 반응이 개선되었다.

이에 대한 설명은 그 과정 자체에 숨어 있다. 첫째로 교사의 핸즈온을 통해 학생이 의식적으로 디렉션하는 새로운 사용의 실제 감각경험을 받음으로써 감각 신뢰성과 감각인식을 점차 계발할 수 있기 때문이다. 그리고 둘째로 학생이 익숙한 습관적 사용을 구사하려는 본능적인 욕구를 의식적으로 자제해야만 일상에서 익숙지 않은 감각경험을 유도하는 새로운 사용을 구사할 수 있으므로, 이 과정에서 자신의 본능적인 반응, 특히 익숙지 않은 자극에 대한 반응을 이성적으로 제어하는 법을 점차 배워 나가기 때문이다.

비록 이 기법이 치료보다는 교육에 더 가깝다 할지라도, 지금까지 설명했듯이 의학 교육과 병행되어야 한다. 의대생들이 이 방법을 배워 자신의 신체를 의식적으로 디렉션하며 사용할 수 있다면, 자신을 만족스러운 감각인식의 수준으로 발전시켜 타인을 진단하는 데 도움을 받을 수 있기 때문이다. 더 나아가, 결함을 치료할 때에도 의사는 인체 사용의 의식적인 디렉션을 회복하고 유지함으로써 인체 기관과 체계의 기능 역시 만족스러운 수준으로 회복되고 유지되는 경험을 몸소 체험했기에, 특정한 치료법으로만 증상을 치료하는 데에 더 이상 만족하지 못할 것이다. 물론 의사가 증상을 곧바로 치료해야 하는 형편이나 위기 상황에 처할 수도 있겠지만, 유기체인 인체의 원리에 따라 치료하고 그 원리에 기초한 기법을 갖췄다면, 그 의사는 환자의 필요에 따라 이 지식을 활용하는 '제너럴리스트'●가 될 뿐만 아니라, 만족스러운 사용을 디렉션하고 유지하도록 환자를 가르치는 교육자가 될 수 있다.

의사가 인간 유기체 원리에 근거해 교육하고 치료한다면, 사용과 기능 사이의 연관성을 인식하지 못하는 일은 거의 없을 것이다. 따라서 의사는 특정한 기관이나 부분에서 발견한 결함이나 증상을 인체 전반의 상호작용 문제와 연관시킬 것이다. 그리고 특정한 증상이나 결함을 유발한 잘못된 기능을 수정하는 방법으로서 인체의 잘못된 습관적 사용을 수정하는 방식으로 문제를 해결할 것

138

● '제너럴리스트(generalist)'라는 말은 뉴욕에 사는 친구 피터 맥도널드가 나에게 붙여 주었다.

이다. 동시에 그는 새롭고 더 나은 사용을 디렉션하고 유지하는 방법을 환자에게 가르칠 것이다. 모든 활동에서 이 방식을 사용한다면 증상이 재발하지 않거나 다른 증상이 생기지 않을 것이다.

실례를 보여 주기 위해 내가 경험한 세 가지 경우를 소개하겠다. 첫 번째 사례가 특히 적절한 이유는, 대부분의 의사가 회복 단계에서 이 경우와 비슷한 어려움을 겪는 환자를 만나기 때문이다.

첫 번째 사례

오랜 중병으로 의사의 지시에 따라 몇 달간 침대에서만 지내 온 한 여성의 사례다. 오랜 기간 치료를 받은 이 여성에게 의사는 이제 일어나 가끔씩 몇 발자국 걸어도 된다고, 또 점차 근육에 힘이 생기면 정상으로 걸을 수 있다고 말했다. 의사의 말을 따랐던 그녀는 몇 달 후에 지팡이를 짚고 조금씩 움직일 수 있었지만, 무릎과 발목에 심한 통증이 생겨 많이 힘들고 피곤했다. 걸을 때 증세가 더욱 심해졌으나 의사는 '매일 조금씩' 더 걸으라며 용기를 북돋았다. 하지만 그녀는 더 걸을 수가 없었고 시간이 갈수록 걷는 게 쉬워지기는커녕 더욱 어려워져, 어렵사리 하루 걷고 나면 그다음 날엔 쉬어야 했다. 상태가 악화되는 것도 문제였지만 무엇보다 그녀가 과거의 증상들이 재발할까 봐 노심초사한다는 게 더 큰 문제였다. 그때 그녀의 친구가 나를 소개해 그녀와 상담을 하게 되었다.

그 여인을 처음 보았을 때 그녀가 스스로를 사용하는 방식이 매우 해로우며, 몸을 움직일 때마다 유해한 압력이 가해진다는 것을 발견했다. 그녀와 여러 번 수업을 한 결과 내 생각이 옳았다. 그녀에게 사용 방식을 개선하고 의식적으로 그 방식을 디렉션하고 유지하는 방법을 가르치자 몸의 압력은 서서히 줄어들었다. 초반에 그녀는 여섯 차례 수업을 받고 해변으로 여름휴가를 떠났지만, 얼마 있다 휴가지에서 최선을 다해 연습을 하고 있으며 한 구역을 걷는 데 몇 번밖에 쉬지 않았다는 편지를 보내왔다. 여름이 끝날 무렵 그녀는 큰 어려움 없이 계단을 오르내릴 수 있었고, 한 번에 5킬로미터 정도 되는 거리를 걸을 수 있었다. 가을에 집으로 돌아온 그녀는 정기적으로 수업을 받기 시작했다. 몸의 사용이 개선되자 통증이 점차 사라져 그해 겨울이 끝날 무렵에는 생활이 정상화되어 쉽고 편하게 걸을 수 있었다. 그리고 지난 4년간 정원을 가꾸는 일까지 했음에도 불구하고 예전의 증상은 재발하지 않았다.

두 번째 사례

이 학생은 특히 걸을 때 허리 통증이 심하고, 맥박과 혈압이 비정상이어서 보스턴의 저명한 전문의에게 수개월간 치료를 받았다. 그는 재활운동 치료를 받고 복부에 지지 벨트를 찼다. 이 치료가 별 효과가 없자 수술을 하자는 이야기가 나왔다. 그러나 그는 거기에 동의하지 않고 런던으로 가서 다른 전문의를 만났고, 검사를 마친 전문의는 그를 나에게 보냈다. 내가 그의 전반적인 상태를 바꿔 통증의 원인으로 여겨지는 압력과 근육의 경직을 없앨 수 있다고 생각했기 때문이었다.

그가 찾아왔을 때 나는 그가 하는 재활운동을 보여 달라고 요청했다. 운동하는 모습을 살펴보니, 운동할 때의 잘못된 사용이 그의 몸을 악화시킨 게 분명했다. 그는 단순한 동작을 할 때에도 과도하게 긴장했고, 그 긴장이 심해져 짧은 거리를 걸어도 심한 통증을 느꼈는데, 이는 그리 놀랄 일이 아니었다.

그에게 도움을 줄 수 있다고 판단한 나는 재활운동을 하며 학습한 잘못된 몸의 사용을 자제하는 방법을 알려 주는 동시에, 새로운 사용 방식을 위한 디렉션을 알려 주었다. 통증의 원인이자, 재활운동으로 악화된 허리 관절의 압박과 긴장을 완화시키려는 목적에서였다.

수업을 몇 차례 하고 몸이 좋아지는 걸 느끼자 그는 복부에 차고 있던 지지 벨트를 벗기로 했다. 2주가 지나자 그는 통증 없이 단거리를 걸을 수 있었고, 8주 과정의 수업이 끝나자 몸이 건강해져 그의 주치의는 미국으로 돌아가도 된다는 나의 의견에 동의했다. 미국으로 간 지 10개월 후에 그는 영국으로 돌아와 나를 찾았다. 그의 말에 따르면, 그동안 나에게 배운 내용을 최선을 다해 실천한 결과, 예전의 통증과 불편함에서 해방되어 더 이상 지지 벨트를 찰 필요가 없어졌고, 주치의의 최근 검사에서는 맥박과 고혈압이 정상으로 나왔다고 한다.

세 번째 사례

교사 양성 협회에서 교육을 받기 원하지만, 교육 과정의 중압감을 견딜
만한 건강 상태가 아니라는 건강검진 결과를 받은 젊은 여성의 사례다.
그녀를 검진한 의사는 약을 처방할 만큼 구체적인 질병은 아니라고 진
단했다. 다만 야외 활동을 많이 하고 노력을 요하는 임무에서 해방될 필
요가 있다고 말했다. 내 수업을 알고 있었던 교사 양성 협회의 총장이 그
녀를 나에게 보냈을 때, 나는 그녀가 건강검진에서 체력 저하 판정을 받
은 이유가 전반적인 사용 방식의 문제 때문임을 알 수 있었다. 흉부 위쪽
이 과도하게 눌리는 바람에 흉부의 용량과 움직임이 최소한으로 축소되
어 순환계에 심각한 영향을 주고 있었다. 그녀는 또한 손과 발에 동창이
있으며, 조금만 움직여도 피로하다고 말했다.

나는 그녀에게 내 수업을 들으면 교사 교육도 동시에 받게 해 주겠다고
말했고, 그 이유를 이해한 총장은 그 일이 가능하도록 절차를 밟았다.
그녀는 교사 교육을 받으면서 내 수업을 듣기 시작했다. 그리고 사용 방
식이 나날이 개선되고 기능도 전반적으로 좋아져 교육 과정에서 요하는
자격 요건을 무난히 통과했다. 현재 그녀는 교육을 마치고 교사 자격증
을 따냈다.

사람들은 정신적으로 불안한 사람이 나의 방법을 이용해, 이른바 신체적인 결함이 아닌 모든 종류의 나쁜 습관●과 같은 '정신적'이거나 '신경이 과민한' 문제로 여겨지는 증상을 극복하거나 변화시킬 수 있는지 물어본다. 마음의 문제를 제어하지 못하면 자신의 능력을 최대한 발휘할 수 없다는 것을 알기 때문이다. 여기에 대한 내 대답은, 그들이 공을 주시하지 못하는 골프 선수, 그리고 원하는 대로 말하지 못하는 말더듬이의 경우와 다를 바가 없다는 것이다. 왜냐하면 그들 자신이 이롭다고 추론한 변화를 일으킬 수 없음은 곧 목적 달성을 위한 자극에 대한 반응이 불만족스럽다는 의미이기 때문이다.

나는 곧바로, 물론 각자의 상황이 다르기 때문에 만족스러운 반응을 일반화해서 정의할 수는 없다고 말한다. 하지만 자신을 개선하고 싶거나 이로운 변화를 이루고 싶은 사람들의 경우, 그들이 스스로 옳다고 추론하는 것을 성공적으로 행했을 때 그 반응을 만족스럽게 여기리라는 점에는 분명히 모두 동의할 것이라고도 말한다.

여기서 명확히 해야 할 점은, 어떠한 경우에서도 옳고 그름의 기준이 고정될 수 없다는 것이다. 그러한 기준은 상대적이거나 다소 개인적인데, 사람의 신념과 행동은 대체로 자라 온 환경과 상황의

● 이러한 습관에는 멍함, 건망증, 관심과 관찰 결여, 과도한 흥분, 경련, 손가락 잡아당기기, 가만히 앉아 있지 못하기, 손톱 물어뜯기, 신경과민, 억누르지 못하는 성미, 부주의 등이 있다.

결과이기 때문에, 고정된 기준으로 판단되어서는 안 될 것이다. 한 집단이 특정한 시기에 옳다고 믿는 행위가 다른 사람들에게 혹은 다른 시기에 비난받는 일이 허다하다.

하지만 자기 사용의 경우, 일반적으로 수용될 수 있는 기준이 있다. 인체의 사용 방식이 기능의 만족스러운 기준과 건강 그리고 전반적인 안녕의 조건과 관련 있다는 사실을 실제로 증명할 수 있기 때문이다. 모든 상황에서 '자연스럽거나' '옳은' 바람직한 조건을 유도하는 사용의 방식은 확실히 타당성을 지니지만, 거기서 '옳다'라는 단어가 고정된 기준을 의미하지는 않는다. 인체 작용의 중추조절에 근거한 이 사용 방식은 다양한 상황에서 다채롭게 나타나므로, 이 '옳다'라는 것은 상황에 영향을 많이 받는다. 더 나아가, 자신의 '옳고' '자연스러운'[*] 사용을 위해 지식을 터득한 사람은 판단의 기준을 얻고 상대적인 가치를 이해하게 된다. 이 과정을 경험한 사람은 그가 받은 자극에 어떠한 방식으로 반응하는 게 최선인지를 결정해야 하며, 또 그러한 사용 방식에서 첫 번째 두 번째 그리고 그 이후로 계속 어떠한 디렉션을 내려야 하는지 판단해야 하는 상황에 끊임없이 맞닥뜨리기 때문이다. 그가 습득하는 상대적인 가치의 기준은, 무엇이 옳고 그른지에 대한 외부적 기준이나 고정된 규칙을 정할 수 없을 만큼 변화무쌍한 현대 생활의 자극에

144

---

[*] 여기서 '자연스러운(natural)'의 의미는 여느 때와 같다는 뜻이 아니다. 이 문맥에서 '자연스러운'은 대체로 여느 때와 매우 다르다는 의미다.

반응하는 데 큰 도움이 될 것이다. 자기 자신을 활동의 도구로 인식할 수 있다면, 이른바 '정신적'이고 '육체적'인 모든 활동과 관련된 자기 사용의 적절한 기준은 자연스럽게 따라올 것이다.

사람들이 결심을 실행하여 자신과 자신의 행동, 타인에 대한 태도를 더 나은 방향으로 변화시키지 못하는 이유는 '목적을 위한 옳음(right for the purpose)'이라는 의미에서 옳은 사용이 무엇인지에 대한 정당한 기준이 없기 때문이다. 앞서 소개한 골프 선수와 말더듬이의 예처럼, 변화하기 원하는 우리가 유일하게 사용할 수 있는 방식은 지금까지 설명했던 '습관적' 자기의 사용이다. 이러한 습관적 방식을 사용해서는 자신이 옳다고 추론한 것을 행하지 못한다는 사실로, 습관적 사용이 잘못 디렉션되고 목적에 맞지 않는다는 것을 알 수 있다. 잘못되고 습관적이며 익숙한 느낌에 근거한 기준 외에 다른 기준이 없는 한, 우리의 사용은 목적에 맞지 않으며, 원하는 변화를 주기 위한 (자극에 대한) 반응은 본능적인 반응이 될 것이고, 따라서 과거의 잘못된 경로를 따르게 될 것이다

이 문제를 해결하기 위해 나는 내가 고안한 이 테크닉을 적용해 몸을 사용할 때 의식적인 디렉션을 익히고 발전시키도록 가르쳤다. 이 테크닉으로 본능적이고 반사적인 반응은 자제되고, 추론 과정이 즉각적 반응을 대체할 수 있다. 내가 발견한 바로는, 의식적

인 디렉션을 습득하는 *이 과정에서* 학생들은 자신을 사용하는 일에 대한 더 높은 수준의 의식이나 인식을 점차 발전시켰다. 그리고 자신이 하려는 일련의 활동을 수행하는 데 자신의 사용이 목적에 옳은지 아닌지를 판단할 수 있는 *내적* 기준을 얻었다.

하지만 나는 이 과정에서 **자제**(inhibition)의 중요성을 강조하고 싶다. 사실상 일반화된 목적 지향의 습관 때문에 올바른 '진행과정'을 추론하고 더 높은 수준의 감각적 디렉션을 습득하는 과정에서 자제가 결여된다면, 이러한 문제들은 영구히 극복될 수 없다. 독자들은 목적 지향의 습관 때문에 *계속 자제를 하지 못해*, 평상시 말할 때에 새로운 '진행과정'을 디렉션하고 경험을 통해 그것이 목적에 '옳다'는 것을 알았음에도 불구하고, 정작 낭독할 때에는 그 새로운 '진행과정'을 사용하지 못했던 나의 경우를 기억할 것이다. 또 골프 선수와 말더듬이의 사례에서도, 목적 지향의 습관이 원하는 변화를 이루는 데 가장 큰 어려움이라는 경고를 받았음에도, 특정한 목적을 달성해야 하는 순간이 오면 그 목적을 즉시 달성하려는 자극에 여전히 저항하지 못한다는 점을 설명했다. 이는 새로운 사용의 디렉션을 내리는 동안 습관적인 반응을 자제하는 일을 유지하지 않고, 따라서 '옳다고 느끼는' 잘못된 습관적 사용으로 되돌아간다는 것을 의미한다.

146

이 두 경우에서 목적 지향의 습관은 골프 선수에게는 눈의 잘못된 사용, 말더듬이에게는 혀의 잘못된 사용을 초래했다. 그들이 자신을 개선하기 위해 변화를 원하고, 이 특정한 변화를 이루기 위해 전반적인 인체의 사용을 디렉션하는 방법을 배웠는데도 말이다.

이러한 이유로, 스스로 변화하기를 원하는 사람은 자신이 원하는 목적을 이루기 위해 모든 자극에 대한 즉각적인 반응을 자제하는 일을 생활의 원칙으로 삼아야 한다. 또한 과거에 습관적으로 사용하여 친숙해진 감각경험으로 되돌아가기를 거부할 기회를 갖기 위해, 새로운 디렉션을 사용하는 동안에는 반드시 *계속 자제해야 한다.* 이 원칙을 지켜 의식적인 디렉션을 주어 그들 스스로를 사용한다면, 느낌이나 인상을 좀 더 정확하게 인지할 수 있는 감각의 기준을 얻게 될 것이다.

내 경험을 통틀어 말해 보자면, 감각인식을 신뢰할 수 없다는 사실이 인체 사용의 잘못된 디렉션을 초래해 기능의 조건이 불만족스러워지는 경우, 특정한 자극은 실제로 일어나는 반응과는 사뭇 다른 반응을 느끼도록 감각 과정을 가동시킨다.

이는 입증 가능한 사실이다. 우리가 현대 문명의 요구에 바람직하지 않은 방식으로 적응하면서 나타나는 가장 심각한 증상인 감각 과정의 비신뢰성은 점점 증가하고 있다. 그러한 관점에서 볼 때

'과학과 종교'*를 주제로 아서 에딩턴이 어느 강연에서 했던 다음의 경고는 특별히 관심이 간다.

저는 그동안 경험을 대단히 강조했습니다. 여기서 저는 현대 물리학의 규칙을 따릅니다. 하지만 모든 경험이 보이는 그대로 받아들여져야 한다는 의미는 아닙니다. 환상이나 오해 같은 것도 있어서, 우리는 이에 속지 않도록 노력해야 합니다. 종교적인 경험을 깊이 들여다보면 환상과 자기기만을 탐지하여 제거해야 하는 어려운 문제에 봉착합니다. 저는 이러한 문제가 있다고는 인정하지만, 그 해결책을 찾으려고 하지는 않습니다……. 추론은 진리를 추구하는 데 훌륭한 협조자입니다. 하지만 추론은 전제가 있어야만 출발할 수 있습니다. 논쟁을 시작할 때 우리는 항상 타고난 신념으로 되돌아가야 합니다. 물리학에서조차 근원에는 그러한 신념이 깔려 있습니다. 우리 안에 자기 믿음의 정당성을 검열하는 자기비판의 힘(아마도 가장 강한 믿음) 또한 있다고 인정하지 않는 한 우리는 속수무책입니다. 그 힘은 절대적이지 않습니다. 다시 말해, 인간의 나약함으로 인해 그것은 절대적이지 않습니다…….

아서 에딩턴 경은 "우리는 속지 않도록 노력해야 합니다."라고 말했지만, 나는 이 책에 소개한 내 경험에 비추어, 속지 않도록 '노   148

력'하는 것만으로는 문제를 해결할 수 없다고 감히 말한다. 모든 '노력'은 어느 정도 할 수 있다는 개인적인 신념에서 출발하며, 다른 신념과 마찬가지로 이 신념 역시 우리의 감각 과정을 통해 받은 느낌에 의해서만 가능하다. 따라서 이 신념의 타당함이 감각 기능의 특성에 의존한다는 점을 알아야 한다. 이 과정이 바람직하다면, 우리가 하는 행위와 무언가를 '하려는' 자극에 대한 반응을 경험하는 감각이 진짜일 가능성이 크다. 달리 말해, 우리가 보이는 반응이 실제로 일어나는 반응일 가능성이 크다는 얘기다. 반면에 우리의 감각 기능이 바람직하지 않다면, 무언가를 '하려는' 자극에 대한 반응이 거짓일 가능성이 크기 때문에, 우리가 보이는 반응이 실제로 일어나는 반응과 다를 가능성도 매우 크다.

초반에 소개했듯이 나의 경우에서도(골프 선수와 말더듬에게도 똑같이) 무엇이 옳은지 알면 노력을 통해 그것을 할 수 있다는 신념에 근거해 내가 옳다고 믿는 것을 하려고 '노력'했지만, 오랫동안 실패를 연이어 경험한 후에야 내가 애써서 한다고 믿는 그것을 하지 않았음을 깨달았다. 이때 나는 나의 감각 작용이 실제로 일어나는 참 느낌이 아닌 것을 전달한다는 사실을 깨달았다.

그러므로 내 '노력'의 밑바탕에 깔린, 즉 신뢰할 수 없는 감각 과정을 통해 나에게 전달된 느낌이나 인상에 근거한 신념은 착각에 불과하다. 내가 그랬듯이, 이 신념을 만든 '노력'으로 원하는 목적을 달성한다는 전제는 자기기만으로 가는 준비 단계일 뿐이라는 사실은 자명하다.

이렇게 내 개인적인 경험을 강조하는 일에 양해를 구할 생각은 없다. 인류의 감각은 점점 더 신뢰할 수 없는 것이 되어 버렸기 때문이다.● 인간은 문명의 발달 과정에서 '마음(mind)', '영혼(soul)' 그리고 '몸(body)'이라 불리는 것의 잠재성을 끌어올릴 필요성은 인식했지만, 아직까지 이 잠재성이 표현되는 감각 기능을 만족스러운 조건으로 유지할 필요성은 깨닫지 못했다. 그 결과, 인간의 감각 기능이 너무나 불만족스러워졌고, 따라서 인체의 사용은 지속적으로 잘못 안내되고 있다. 하지만 우리가 이 잘못된 디렉션을 바로잡으려고 '노력'할 때 애초에 우리를 오류로 이끈 신뢰할 수 없는 감각 과정 외에는 자기비판을 위해 안내받을 다른 기준이 없다. 따라서 우리는 충분한 몸의 기능에 관한 경험을 확인해 주지 못하는 감각경험이라는 정보를 통해 전달받는 믿음, 판단, 확신 등에 근거해 자신과 타인을 도우려는 노력이 얼마나 위험한 일인지 인식해야 한다.

감히 말하건대, 이 책에 소개한 경험들은 감각 기능을 월등히 발전시켜 더욱 타당한 자기비판의 기준을 마련할 수 있는 방법을 150

● 우리는 모두 어떠한 일에 대한 우리의 인상(느낌)이 그 일의 본질에 대한 정확한 인상(느낌)이 아니라는 사실을 안다. 예를 들어, 온도계에 나타나는 온도는 그렇지 않은데 우리의 감각은 '춥다'고 느낄 수 있다. 또 말한 사람은 그럴 의도가 전혀 없었고 동석한 사람들 모두 그런 의미로 해석하지 않는데, 누군가가 그 말을 모욕이나 비난으로 받아들일 수도 있다. 이 주제에 관심이 있는 사람은 삶의 모든 영역에서 잘못된 인상(느낌)이 잘못된 판단을 낳는다는 점을 매일 일간 신문을 통해 확인할 수 있을 것이다.

또한 『개인의 적극적이고 의식적인 조절』의 머리말에 쓴 존 듀이 교수의 다음 글에서도 이와 같은 사실을 알 수 있다.

"개인과 개인의 행위와 관련한 모든 문제 안에는, 불완전하고 약해진 감각인식과 판단이 존재한다. 우리

제시한다. 자신을 사용할 때, 의식적으로 디렉션을 발전시키기 위해 내가 기술한 테크닉을 실행해 본 사람들은 그 과정에서 현재 일어나는 상황을 인식하고 감각적으로 관찰하는 기회를 지속적으로 얻는다는 것을 인식했다. 새롭고 개선된 사용의 디렉션을 의식적으로 주는 동안 과거의 본능적인 잘못된 디렉션, 즉 애초에 자신을 속인 감각의 비신뢰성에서 비롯된 잘못된 디렉션으로 돌아가는지 끊임없이 *살펴야만 하기* 때문이다. 더 나아가, 이 절차에 기초한 원칙을 모든 활동의 지침으로 삼는 사람들은 새로운 과정 안에서 자신의 사용을 감각적으로 관찰함으로써 '활동 중 생각(thinking in activity)'을 결합할 수 있다는 점을 발견한다. 이는 자신의 반응이 자신이 느끼거나 원하는 것과 다를 때를 인식하며, 동시에 더 나은 반응을 위한 방법을 추론할 수 있을 뿐 아니라, 원하는 것을 하지 못하게 방해하는 과거의 본능적인 반응을 의식적으로 계속 점검할 수 있다는 의미다.

개인에게 이러한 이로움을 준다고 입증된 테크닉을 기초로 교육 계획을 세운다면, 자라나는 세대는 만연한 감각의 잘못된 사용 조건 대신 더 타당한 자기 판단의 기준을 습득할 수 있을 것이다. 즉 지금까지 모든 사람에게 선의를 실현하고 또 지구에 평화를 실현하려는 우리의 노력을 무력하게 만드는 것들, 인종주의와 군집본

151

자신과 우리의 행위 모두에서 몸과 마음의 작용이 잘못 조정되어 이루어진다. 이것이 우리에게 정당함의 기준이다. 이것은 우리의 모든 관찰, 해석, 판단에 영향을 미친다. 이는 우리의 모든 행위와 사고에 영향력을 미치는 하나의 요소다."

능, 과도한 자기결정, 경쟁의식 등으로 나타나는 본능적인 반응이 보다 타당하고 이성적인 반응으로 대체될 수 있을 것이다.

　서문에서 약속했듯이 부록에 '미래의 수강생들에게 보내는 공
개서한'을 수록하고, 어린이 학교의 수업 방식도 참고로 소개할 것
이다. 여러분은 지금까지 익숙한 행위를 하거나 익숙하지 않은 행
위를 할 때 낯선 방식으로 자신을 사용하는 문제의 '핵심'이 시간
이라는 것을 깨달았을 것이다. 아이들을 가르쳐 보니, 30분짜리 수
업만 듣고 외부의 학교를 다니는 아이들 혹은 배운 것을 일상에서
실행하는지 점검받지 않고 시간을 보내는 아이들은 확실히 별 효
과를 보지 못했다. 그래서 학교에서 생활하는 중에 교사들이 아이
들을 관찰하고 도울 수 있다면 훨씬 더 좋은 결과를 낳을 거라고

생각했다.

애쉴리 플레이스 16번지의 어린이 학교는 사실 단순하게 시작되었다. 1924년, 한 부모가 매우 총명하지만 너무 '초조해하고' 과민한 성격의 아들을 내 수업에 데리고 왔다. 아들이 일반적인 학교생활을 할 수 없다고 판단했기 때문이다. 그 아이를 살펴보니 사용 방식이 너무나 좋지 않았다. 그래서 개인 지도를 받으면서 동시에 매일 어린이 학교에서 읽기와 쓰기 그리고 다른 과목들을 배우며 새로운 사용 방식을 익히기로 했다. 그때 같은 시간에 수업을 듣던 다른 아이들의 부모들이 자신의 아이들도 그런 교육을 받게 해 달라고 요청했고, 이를 계기로 어린이 학교가 시작되었다. 그 이후로 개인 지도를 받고 있던 어린이와 모든 연령대의 청소년들이 다른 활동에 필요한 기법의 원리와 절차를 몸소 체험해 보기 위해 어린이 학교의 수업에 들어왔다. 물론 한 학급의 수업이 지닌 성격은 구성원의 연령과 요건에 따라 다르기 마련이지만, 목적 달성 자체보다는 목적 달성을 위해 사용을 디렉션하는 방식이 더 중요하다는 이 테크닉의 원리에 기초한다는 점은 동일하다.

이러한 작업을 하면서 나는 운 좋게도 내 친형제인 앨버트 레든 알렉산더 그리고 에설 웹 양, 아이린 태스커 양, 또 훗날 E. A. M. 골디 양의 협조를 얻을 수 있었다. 이 테크닉의 교사가 되기 전에

154

개인 레슨을 하고 교육위원회에서 활동하는 등 폭넓고 다양한 교사 경험을 한 태스커 양이 1929년부터 골디 양의 도움을 받아 교육 과정을 짜서 실행하는 임무를 맡아 왔고, 다른 모든 직원들은 아이들의 개인 레슨에 도움을 주었다.

이제 교사 양성 과정을 시작하고 5개월간의 경험이 쌓였다. 이 첫 번째 과정에서 우리는 보통 개인 레슨의 내용과 예비교사 경험을 쌓기 위한 그룹 레슨을 결합하는 것을 목표로 정했다. 이 때문에 학생들은 교사의 지휘 아래 매일 몇 시간씩 연습하고, 나머지 시간은 수업의 연장선에서 서로 도우며, 언제나 이 테크닉의 원리를 엄격하게 지키는 것을 목표로 삼는다. 이런 방식으로 지금까지 얻은 결과로 보건대, 이 8개월의 교육 과정을 마친 수강생들이 기존 교사들의 감독 아래에서 어린이 학교의 아이들을 가르치고 돕기에 충분하다고 믿는다. 이런 식으로 교사가 아이 하나하나에 더 관심을 기울인다면 정해진 시간 내에 아이들은 더 많이 발전할 수 있을 것이다.

다음의 공개서한에서는 교사 양성 과정에 대한 상세한 내용과 함께 앞으로 이 학교가 더 크게 성장할 가능성을 엿볼 수 있을 것이다.

미래의 수강생들에게 보내는 공개서한

런던 애쉴리 플레이스 16번지

여러 해 동안 저는 『인류 최고의 유산』과 『개인의 적극적이고 의식적인 조절』에서 기술한 테크닉을 학생들에게 만족스럽게 전수할 방법을 고안하는 데 많은 시간과 노력을 쏟았습니다. 이 과정에서 제 학생이었던 의료계 종사자와 다른 직업을 가진 사람들의 지원 덕에 큰 힘과 용기를 얻을 수 있었지요. 하지만 제 생각을 실행하기까지는 망설였는데, 그 이유는 간략하게 다음과 같습니다.

❶ 연구한 내용을 사람들이 실행하도록 가르쳐야 한다는 내 신념의 정당성, 그것을 판단할 수 있는 유능한 사람들의 의견을 먼저 세상에 알리는 것이 좋다고 생각했기 때문에

❷ 미래의 학생들에게 실질적인 경험을 제공하는 자료를 마련하는 어려움을 한동안 극복하기가 힘들 것이기 때문에

❸ 교육의 첫 과정이 끝나고 교사들의 수요를 확신하고 싶었기 때문에

첫 번째 이유와 관련해, 저는 제 작업을 관찰하고 그 바탕에 깔

156

린 원리의 가치를 시험할 기회를 가졌으며, 이제 교사 양성 과정 설립을 결심하도록 지원해 준 아래의 교육계와 의료계 인사들의 추천사를 수록할 수 있게 되었습니다.

존 듀이 교수(기포드 강연, 1929)

리튼 백작

린든 매카시 경(왕실변호사)

E. E. 로렌스 양(프뢰벨 재단 교장)

루시 실콕스 양(1909년 1월에서 1926년 7월까지 사우스 월드 소재 성 펠리스 학교의 교장)

A. G. 피테(도싯 소재 웨이머스 칼리지 교장)

A. J. D. 캐머런(의학사)

멍고 더글러스(의학사)

퍼시 재킨스(의사, 왕립외과의협회회원)

피터 맥도널드(의사)

R. G. 맥고완(의사, 공중위생학 박사)

A. 머독(의학사)

A. 러그-구운(의학사, 왕립외과의협회 학사원)

존 듀이
1929년 기포드 연설에서 발췌한
『개인의 적극적이고 의식적인 조절』의 머리말 중

수년간 알렉산더 선생의 테크닉을 몸소 실행해 온 저는 그가 우리 자신, 그리고 행동에 대한 우리의 생각과 믿음에 새로운 감각 관찰을 실험하고 생산해 내는 방식을 동일하게 적용했다고 확신합니다. 그간 자연과학에서 모든 발전의 원천이 되었던 실험과 생각을 전개하는 수단으로서 말입니다.

…… 알렉산더 선생은 통합체 안에서의 육체-정신이라는 두 요소 간의 상호관련성을 정확하게 알아내는 방법, 그리고 새로운 태도와 습관에 대한 새로운 감각인식을 일깨우는 방법을 발견했습니다. 이것이 모든 과학 발견들을 하나로 통합하고 그것들을 이용할 수 있게 하는 발견인 이유는, 거기서 제시한 '하지 않음(undoing)' 때문이 아니라 인간의 건설적인 성장과 행복을 증진시키는 데 우리를 사용하기 때문입니다.

…… 이 발견은 불균형한 인체를 가진 성인들을 치료하지 않았다면 이루어질 수 없었으며 절차의 방식도 완성될 수 없었을 것입니다. 이것은 단지 하나의 치료 방식이 아니라 적극적인 교육 방식입니다. 이 방식을 자라나는 어린 세대의 교육 분야에 적용해 감각인식과 자기 판단의 정확한 기준을 가능한 일찍 배우도록 하는 것이 바람직합니다. 적절한 수의 신세대가 적절하게 균형 잡힌 신체를 갖게 되면, 미래에는 인간이 만족스러운 몸과 마음의 균형을 지니고 두 발로 서서, 공포, 혼돈,

환경으로 인한 불만, 흔들림, 위급한 사태를 겪는 대신에 준비된 마음으로 자신 있게 행복을 맞이할 수 있다고 처음으로 장담할 수 있을 것입니다.

1930년 3월 22일
켄워스 하우스

알렉산더 선생님께

교사 양성 과정 개설이 구체화되었다는 소식에 무척 기뻤습니다. 아시다시피, 인간의 행복을 도모하는 선생님의 귀중한 연구가 실행되기를 손꼽아 기나려 왔습니다. 선생님의 깅림과 개빌하신 메크닉은 사다찌끼엔 너무나 소중합니다. 저처럼 선생님의 도움으로 혜택 입은 사람들이 분명 수천은 되겠지만, 저희가 받은 혜택을 다른 사람들에게 직접 전달할 수는 없으니 그저 말로 이렇게 표현할 수밖에 없습니다. 선생님의 테크닉을 가르치는 교사 양성 학교를 세우는 일은 인류를 위한 커다란 봉사가 될 것입니다.

선생님의 새로운 모험이 성공하시길 기원합니다.

당신의 진실한 벗
리튼

알렉산더 선생님께

선생님의 테크닉을 습득해 적용할 수 있는 교사 양성 학교의 설립이 구체화되었다는 소식을 듣고 무척 반가웠습니다. 선생님의 방식이 영구히 보전될 수 있으니까요. 저는 그러한 일이 일어나지 않는 것이 오히려 재앙이라고 생각합니다.

제가 선생님 연구의 근본 가치를 확신하는 데는 아무것도 필요치 않습니다. 온갖 조언과 치료에 지친 제 지인들에게 너무나 뚜렷하게 유익한 결과가 나타났기에, 선생님의 수업을 연구하고 그 방식의 가능성을 살펴보라고 사람들을 설득할 수 있었습니다.

저는 선생님의 방식을 되도록 많은 대중에게 알려 활용할 수 있게 하는 일이 사회적으로 매우 중요하다고 확신합니다.

당신의 진실한 벗
린든 매카시

알렉산더 선생님께

선생님이 연구하신 내용을 가르칠 교사들을 양성하기로 결정하셨다는 소식을 듣고 저희들은 무척 기뻤습니다.

제가 직접 경험도 했거니와 선생님의 테크닉이 아이와 어른 모두에게 말할 수 없이 유익하다는 것을 알기 때문에, 저희는 이 테크닉을 전수할 학생들을 양성하는 일이 매우 중요한 문제라고 생각합니다.

단순하고 근본적인 애기지만, 지금까지 우리가 교육을 받으면서 이와 같은 것을 한 번도 접한 적이 없기에, 이 테크닉으로부터 얻는 혜택을 가늠할 수는 없을 것 같습니다.

당신의 진실한 벗
에스더 E. 로렌스
루시 실콕스
A. G. 피테

알렉산더 선생님께

선생님이 수년 동안 발견하고 공들여 교육한 테크닉과 그 중요한 원리를 교사 양성을 통해 전수하기로 결정하셨다는 소식에 너무나 기쁩니다. 다른 사람들보다도 특히 저희 의사들은 그 일이 얼마나 어려운지 잘 알지요. 그 테크닉은 매우 진보적일 뿐 아니라 꽤 섬세한 철학이므로, 그것을 성공적으로 실행하기 위해서는 특별한 마음의 자질과 타고난 신체의 자질이 필요합니다. 따라서 저희는 선생님께서 이제 이 어려움을 극복할 자신이 생기셨다는 점이 대단히 기쁩니다. 저희 의사들은, 건강한 사람도 살아가는 일에 많은 부담을 느끼는 이 시대에 이 테크닉이 얼마나 필요한지 알고 있습니다. 저희 자신과 환자에게 이 테크닉이 미치는 영향을 피부로 느끼고 있고, 그 방식에서 몸과 마음의 행복의 바탕이 되는 만족스러운 자기 사용법을 배울 수 있기를 바라기에 이렇게 글을 씁니다.

선생님의 귀중한 과업이 나날이 번창하기를 바라며, 능력이 닿는 한 협조할 생각이니 부디 받아 주시기 바랍니다.

당신의 진실한 벗
A. J. D. 캐머런(의학사) / 멍고 더글러스(의학사)
퍼시 재킨스(의사, 왕립외과의협회 회원) / 피터 맥도널드(의사)
R. G. 맥고완(의사, 공중위생학박사) / A. 머독(의학사)
A. 러그-구운(의학사, 왕립외과의협회 학사원)

앞서 기술한 두 번째 이유와 관련해, 교사 양성 과정의 내용과 그동안 서서히 개발된 어린이(청소년 포함) 학교의 교과 내용을 결합함으로써 학생들에게 실질적인 경험을 제공할 수 있게 되어 흡족합니다. 어린이 학교에서는 모든 연령대의 아이들이 평범한 학교생활을 하면서 이 테크닉의 원리와 절차를 적용하는 방법을 배웁니다. 자신 있게 말하지만, 아이들을 가르치는 경험이 모든 수강생들에게 가장 큰 수혜가 될 것입니다.

세 번째 이유와 관련해, 의사들과 교육, 의학 분야에서 이 테크닉을 하루 빨리 활용하고 싶은 사람들이 지원한 것으로 보아, 교사에 대한 수요가 급격하게 증가하고 있으며 아마도 교사 양성 과정이 끝나는 3년 후(1933년)가 되면 수요가 공급을 넘어설 것으로 충분히 예상됩니다.

지난 26년간 영국 전역과 아일랜드뿐 아니라 유럽의 몇몇 나라들, 호주, 뉴질랜드, 캐나다, 남아프리카, 이집트, 인도, 미국 등지*에서도 학생들이 나를 찾아온 사실로 미루어 보아, 이 테크닉의 교사들에게 넓은 길이 열려 있다는 걸 알 수 있습니다. 하지만 여전히 제게 문의한 사람 중에는 실제로 제 수업을 들은 사람들보다 직접 런던까지 올 수 없어서 집 근처에서 교사를 절실히 찾는 사람들의 수가 상대적으로 많습니다.

163

● 뉴욕, 매사추세츠, 코네티컷, 뉴저지, 펜실베이니아, 오하이오, 조지아, 앨라배마, 사우스캐롤라이나, 일리노이, 미네소타, 네브래스카, 캘리포니아

제가 쓴 책들을 읽지 않은 사람들에게 강조하고 싶은 점은 다음과 같습니다. 교사 후부들은 사람들을 가르치기 전에 일상에서 자기를 사용할 때 그 원리와 절차를 실행하도록 훈련받아야 한다는 것입니다. 이것이 이 훈련이 다른 훈련들과 다른 점입니다. 보통 학생들은 '자기의 사용'이라는 문제에 질문을 제기하지 않고 의학, 생리학, 신학, 법학, 철학이나 그 외의 학문을 공부하니까요. 하지만 이 교사 과정을 공부하는 학생은 자신을 만족스럽게 사용하는 법을 배우기 위해 개인적으로 상당한 노력을 기울여야 합니다. 자기의 사용이 일정한 수준에 도달해야만 실제 가르칠 기회를 가질 수가 있습니다.

이렇게 개인적인 노력을 기울이며 수업을 들어야 합니다. 수업은 경험이 풍부한 교사들과 5~6명의 학생들이 그룹을 이루어 진행됩니다. 학생들은 그룹으로 공부를 하지만, 하루에 (매번 다른 그룹으로) 한 그룹에게 안내자나 조언자의 역할을 할 수 있는 기회가 주어집니다.

미래에 이 테크닉을 유능하게 가르칠 수 있는 교사를 채용할 학교를 설립하기 위한 목적으로, 벌써 두 분의 재력가가 신탁기금을 기부하기로 약속했습니다. 그리고 리튼 백작, 린든 매카시 경, 피터 맥도널드 박사님 그리고 학교 설립을 추진하기 위해 모인 협회의

회원들이 신탁기금의 이사가 되기로 동의했습니다.

1930년 7월 22일

F. M. 알렉산더

이 부록은 쓴 시기가 꽤 지났으니, 자세한 사항은 아래의 주소로 문의하시기 바랍니다.

비서

런던 앨버트 코트 3B, 알렉산더 협회

이전에 출간된 알렉산더 선생의 책『개인의 적극적이고 의식적
인 조절』의 머리말에서 나는 그의 방법과 결론이 가장 엄격한 과
학 방식의 요구 조건을 모두 충족시키며, 이전에 과학 분야에서 한
번도 사용되지 않은, 즉 우리 자신과 우리의 활동에 관한 판단과
믿음을 다루는 방식을 적용했다고 썼다. 내가 언급했듯이, 이 과정
에서 그는 인간에게 유익한 방식으로 이 목표를 달성했으며, 신체
분야의 과학 결과들을 더 상세히 설명했다. 과학기술이 결과적으
로 관련 에너지를 제어하는 것은 흔한 일이다. 자연과학은 신체 에
너지에 대한 놀라울 정도로 새로운 요구를 제시한다. 그럼에도 우

리는 심각한, 어쩌면 비극적으로 심각한 상황에 처했다. 신체 에너지를 물리적으로 지배함으로써 인간의 행복이 증진될지, 혹은 그로 인해 인간의 행복이 파괴될지에 대한 의문이 곳곳에서 늘어나는 중이다. 결국 이 질문에 희망적이고 건설적으로 답하는 확실한 방법은 하나밖에 없다. 개인이 자신을 정말로 올바르게 사용하여 다른 모든 형태의 에너지를 사용할 때 의존하게 되는 요인을 제어하는 것이다. 알렉산더 선생은 이러한 테크닉을 서서히 발전시켰다.

이 말을 되풀이하면서 나는 그 의미가 너무나 포괄적이라는 점을 충분히 인식한다. 우리가 의미나 증거를 요구하지 않을 만큼 무책임하지 않다면, 당연히 저자의 지적 책임감과 능력의 완전성에 질문을 던져야 한다. 몇 년이 지나 이 말을 되풀이하면서 나는 중추적이고 의식적인 제어 원리에 대한 알렉산더 선생의 설명에 감복한다. 과학이 단순히 전문용어를 나열하는 게 아님을 아는 사람들은 어떤 분야를 탐구하든 그의 설명에서 과학 방식의 본질을 발견할 것이다. 그리고 오래 시간 참을성과 끈기로 이끌어 온 실험과 관찰의 기록을 발견할 것이다. 이 과정에서 추가적인 탐구를 통해 모든 추론은 더욱 확장되고 시험되며 수정되었다. 또한 상대적으로 대략적이고 전체적이며 표면적인 인과관계에 주목하는 관찰에서 자기 사용의 근본적이고 중심적인 인과조건을 살피는 관찰로 옮겨 갔다는 것을 알게 될 것이다.

끈기와 철저함을 바탕으로 극도로 어려운 관찰과 실험을 수행한 그에게 나는 어떻게 존경과 감탄의 표현을 해야 할지 모르겠다. 알렉산더 선생은 진정으로 살아 있는 인체의 생리라고 부를 만한 것을 창시했다. 그는 몸의 실제 기능, 인체 작동, 모든 종류의 도구와 기구를 사용하는 평소의 생활 조건 ─ 일어나고, 앉고, 서는 행위와 팔과 손, 목소리 등 ─ 을 관찰하고 실험했다. 생물과 사람의 평상시 활동을 지속적이고 정확하게 관찰하는 일과 죽은 생물을 일반적이지 않고 인공적인 조건에서 관찰하는 일을 비교하면, 참 과학과 가짜 과학의 차이를 알 수 있다. 지금까지 우리는 '과학'을 후자와 같은 종류로 생각하는 데 너무나 익숙한 나머지 알렉산더 선생의 관찰이 지닌 진정한 과학적 특성을 가짜 과학들과 비교해 왔다. 이는 많은 사람이 그의 테크닉과 탐구의 결론을 인정하지 못하는 큰 이유 중 하나였다.

예상할 수 있듯이, 알렉산더 선생의 실험적 탐구의 결론은 근육과 신경 구조에 대한 생리학자들의 지식과 일치한다. 더 나아가 알렉산더의 결론은 생화학 지식에 새로운 중대성을 부여한다. 실로 그의 결론은 진정한 지식이 무엇인지를 확실히 알려 준다. 해부학자는 각 근육의 정확한 기능을 '알' 수 있다. 그리고 역으로 특정한 행위를 수행할 때 어떠한 근육이 사용되는지 안다. 하지만 그가 자리에 앉거나 앉았다가 일어나는 것과 같은 행위를 적절하고 효율적으로 수행할 때 모든 근육 구조를 조화롭게 움직일 수 없다면, 달리 말해 무언가를 할 때 자신을 잘못 사용한다면, 완전하고 중대한 의미로 그것을 안다고 말할 수 있을까? 매그너스는 외부적인 증거(external evidence)라고 불릴 만한 방법으로 인체에 중추조절이 존재함을 증명했다. 하지만 알렉산더의 테크닉은 매그너스가 연구하기 한참 전에 중추조절이 존재한다는 사실을 몸소 체험을 통해 확인했다. 그리고 이 테크닉을 경험한 사람은 경험을 여러 번 반복함으로써 그것을 안다. 이 사실 하나만으로도 알렉산더 선생의 가르침과 발견이 진정으로 과학적이라는 것은 충분히 설득력을 지닌다.

과학적 발견의 생명력은 새롭고 향상된 작용을 추정하고 이끄는 힘으로 드러나고 확인된다. 이러한 작용은 이전 결과와 조화될 뿐 아니라, 새로운 발견들이 계속 이어지면서 결과적으로 행위가 실험적으로 제어됨을 암시하므로, 새로운 자료들을 관찰할 수 있게 한다. 학생으로서 말하자면, 내가 알렉산더 테크닉의 과학적인 우수성을 처음으로 확신하게 된 이유는, 앞서 말했듯이 그의 개인적인 경험에서 증명된 사실이라는 점 때문이었다. 그의 수업은 언제나 실험실에서 이뤄지는 실험과도 같았다. 앞으로 맞이할 결과와 과정을 언급할 때 알렉산더 선생은 은연중에 회의적인 태도를 내비쳤다. 이는 실질적으로 불가피한 일인데, 알렉산더 선생이 지적했듯이 학생은 자신의 판단 기준에서, 재교육이 필요한 바로 그 상태에서 자신을 사용하기 때문이다. 수업은 매번 조금씩 앞으로 나아가고 교사가 말한 내용은 가장 사적이고 확실한 방식으로 확인된다. 한 영역이 확인되면서 새로운 영역이 열리고, 새로운 가능성이 보인다. 학생은 자신이 계속 성장한다는 것을 알고 한번 시작된 성장이 계속된다는 것을 깨닫는다.

어찌 보면 나는 이 테크닉을 지적으로 연구하고 결과를 만들어가는 흔치 않은 기회를 가졌다. 실용적인 관점에서, 나는 어리석고 서투르며 느린 학생이었다. 감사하다는 감정을 느낄 만큼 신속하고 기적 같은 변화는 없었지만, 나는 그런 변화에 지적으로 현혹되었다. 나는 과정의 모든 단계를 주의 깊게 관찰하며 그 작용 이론에 관심을 쏟지 않을 수 없었다. 내가 그랬던 것은 한편으로 심리학과 철학에 관심이 있었고, 다른 한편으로는 실제로 내가 그 과정을 잘 따라가지 못했기 때문이다. 내가 이미 가진 지식이나 생각이 무엇이든, 그리고 이러한 학문에서 내가 습득한 정신 작용의 원리가 무엇이든, 지적인 면에서 나는 내 생애에서 가장 굴욕적인 경험을 했다. 자신의 정신 능력에 자부심을 느끼는 사람이, 앉는 일과 같이 단순해 보이는 행위를 할 때, 자제 및 디렉션을 수행할 수 없다는 사실을 아는 것은 그의 허영심을 충족시키지 못하는 경험이니까 말이다. 하지만 이는 부정적이든 긍정적이든 인과조건을 분석하고 연구하는 데 도움이 될 수 있다. 나는 심신 작용에서 육체와 정신이 통합된다는 알렉산더 선생의 말을 직접 체험함으로써 확인했다. 내가 확인한 사실은, 우리는 자신을 습관적으로 잘못 사용하며, 이러한 잘못된 사용이 모든 종류의 불필요한 긴장과 에너지의 낭비를 초래하고, 자기 판단의 재료가 되는 감각인식을 손상시킨다는 것이다. 따라서 습관적인 행위를 자제하는 일이 무조건적으로 필요하고, 적절한 조정이 이루어지면서 일어나는 도덕적이고 정신적인 태도의 큰 변화를 포함하는, 습관적인 행위가 나오려 할 때 무언가를 '하지' 않는 일이 정신적으로 엄청나게 힘들다는 것이다. '치료'를 경험한 사람이 아니라 지적인 능력을 끌어내 문제를 연구하는 사람으로서 나는, 알렉산더 선생의 발견과 테크닉의 과학적 특성을 확신한다. 이 연구를 하는 과정에서, 철학과 심리학에서 내가 알고 있었던 것 — 이론적인 신념이라는 의미에서 — 이 중대한 경험으로 변모해 그 지식에 새로운 의미를 부여했다.

현 세태에서 먼저 자기의 사용을 안정되게 제어하지 않은 채,

물질적인 에너지, 열, 빛, 전기 등에서 제어를 얻는 것은 분명 위험한 일이다. 자기를 사용할 때 스스로 제어하지 않는다면, 다른 것들을 사용할 때 장님이 된다. 무슨 일이든 일어날 수 있다.

더욱이, 자신에 대한 습관적인 판단은 손상된 감각 재료에 기초하기 때문에, 그것이 왜곡된다면 — 자신을 다루는 우리의 습관이 이미 잘못되었다면 그럴 수밖에 없으므로 — 우리가 속한 사회 조건이 더 복잡해질수록 결과는 더욱 처참해질 수밖에 없다. 외부적인 수단들이 계속 더해진다면 파멸에 점점 더 가까워지게 될 것이다. 요즘의 세태는 이러한 사실을 비극적으로 보여 주는 전형적인 예다.

파블로프 학교는 조건 반사라는 개념을 세상에 알렸다. 알렉산더 선생의 작업은 이 개념을 확장하고 수정한다. 그의 작업은 우리가 수행하는 모든 행위, 곧 자신을 사용하는 모든 활동에 영향을 미치는 어떤 기초적이고 중추적인 신체의 습관과 태도가 존재함을 증명한다. 그런고로 조건반사는 종소리와 개의 반응과 같이 임의로 설정된 연관성뿐만이 아니라, 인체에 내재한 중추적인 조건으로 되돌아간다. 조건반사는 일반적으로 개개인을 외부의 조종에 의해 놀아나는 수동적인 꼭두각시로 간주한다. 하지만 알렉산더 테크닉에서는 다른 모든 반응에 영향을 미치는 중추조절을 발견함으로써 의식적인 디렉션하에서의 조건 요인이 생겨나고 개개인은 자신만의 조정된 활동을 통해 자신만의 잠재력을 소유할 수 있게 된다. 이로써 조건반사는 외부적인 노예 상태의 원리에서 중요한 자유의 수단으로 전환된다.

교육은 인류가 스스로를 지시하기 위한 유일하고 확실한 방법이다. 하지만 우리는 악순환을 거듭하고 있다. 진정으로 정상적이고 건강한 몸과 마음의 생활이 무엇인지에 대한 지식이 없다면, 우리가 내세우는 교육은 잘못된 교육일 가능성이 크다. 성향과 성격이 가정과 학교에서 형성된다고 진지하게 생각하는 학생들은 누구나 — 눈곱만큼의 과장도 없이 말해 — 매우 자주 그리고 한탄스럽게 이러한 가능성이 실현된다는 것을 안다. 알렉산더 선생의 테크닉은 교육자에게 몸과 마음 건강의 기준을 제시한다. 여기에는 우리가 도덕이라고 부르는 것이 포함된다. 이 테크닉은 또한 이 기준이 계속적으로 끝없이 성취되어, 이를 교육받은 사람이 의식적으로 이 기준을 지니게 되는 '진행과정'을 제공한다. 따라서 모든 특별한 교육 과정은 (이 테크닉의) 중추적인 디렉션을 위한 조건을 제공한다. 교육 자체가 인간의 다른 모든 활동과 연관되므로 이 테크닉도 교육과 연관된다.

173 나는 알렉산더 선생이 협력자들과 함께 교사 양성 과정을 열었

다는 내용을 부록에서 읽고 기대감에 가슴이 벅찼다. 이 과정은 적절한 지원을 받아야 한다. 나는 이 교사 양성 과정에, 모든 교육에 반드시 필요한 '디렉션'이 이루어질 가능성과 잠재력이 존재한다고 생각한다.

J. D.

옮긴이 | 이문영

이화여대 영문학과를 졸업한 후 한국 IBM에서 근무하다 새로운 도전을 위해 캐나다로 건너가 밴쿠버 커뮤니티 칼리지(VCC)에서 국제영어교사 자격증(TESOL Diploma)을 취득했다. 이후 파고다어학원에서 일했으며 한국외국어대학교 실용영어과 겸임교수를 역임했다. 현재 건강서를 비롯한 다양한 장르의 책들을 우리말로 옮기는 전문 번역가로 활동하며 한겨레 교육문화센터에서 번역 강의를 하고 있다.

옮긴 책으로는 『그레인 브레인』, 『장내세균 혁명』, 『힐링 코드』, 『치유 혁명』, 『무엇이 우리의 생각을 지배하는가』, 『병 없이 살려면 의자부터 끊어라』, 『나의 두뇌가 보내는 하루』, 『설탕 중독』, 『내 몸의 자생력을 깨워라』, 『법왕 달라이 라마』, 『긍정의 심리학』, 『둘이면 충분해』, 『플랜하라!』, 『첫돌 전 아기의 포토 레시피 40』, 『9회말 2아웃에 시작하는 멘탈 게임』(공역), 『뇌체질 사용설명서』(공역) 등이 있다.

알렉산더 테크닉, 내 몸의 사용법

1판 1쇄 펴냄 2017년 1월 31일
1판 6쇄 펴냄 2022년 2월 25일

지은이 | 프레더릭 알렉산더
옮긴이 | 이문영
감수자 | AT 포스처 앤 무브먼트 연구소
발행인 | 박근섭
책임편집 | 강성봉
펴낸곳 | 판미동

출판등록 | 2009. 10. 8 (제2009-000273호)
주소 | 06027 서울 강남구 도산대로 1길 62 강남출판문화센터 5층
전화 | **영업부** 515-2000 **편집부** 3446-8774 **팩시밀리** 515-2007
홈페이지 | panmidong.minumsa.com

도서 파본 등의 이유로 반송이 필요할 경우에는 구매처에서 교환하시고
출판사 교환이 필요할 경우에는 아래 주소로 반송 사유를 적어 도서와 함께 보내주세요.
06027 서울 강남구 도산대로 1길 62 강남출판문화센터 6층 민음인 마케팅부

한국어판 ⓒ ㈜민음인, 2017. Printed in Seoul, Korea
ISBN 979-11-5888-234-1 03510

판미동은 민음사 출판 그룹의 브랜드입니다.